Valerie DeLaune
Triggerpunkt-Therapie bei Kopfschmerzen und Migräne
Ein Arbeitsbuch zur Selbstbehandlung und Schmerzlinderung

Ausführliche Informationen zu jedem unserer lieferbaren und geplanten Bücher finden Sie im Internet unter ↗ http://www.junfermann.de. Dort können Sie unseren Newsletter abonnieren und sicherstellen, dass Sie alles Wissenswerte über das Junfermann-Programm regelmäßig und aktuell erfahren. – Und wenn Sie an Geschichten aus dem Verlagsalltag und rund um unser Buch-Programm interessiert sind, besuchen Sie auch unseren Blog: ↗ http://blogweise.junfermann.de.

VALERIE DELAUNE

TRIGGERPUNKT-THERAPIE BEI KOPFSCHMERZEN UND MIGRÄNE

EIN ARBEITSBUCH ZUR SELBSTBEHANDLUNG
UND SCHMERZLINDERUNG

Aus dem Amerikanischen
von Karsten Petersen

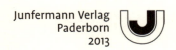

Junfermann Verlag
Paderborn
2013

Copyright	© der deutschen Ausgabe: Junfermann Verlag, Paderborn 2013
	© der Originalausgabe: 2008 by Valerie DeLaune
	Die Originalausgabe ist 2008 unter dem Titel „*Trigger Point Therapy for Headaches & Migraines: Your Self-Treatment Workbook for Pain Relief*" bei New Harbinger Publications erschienen.
Übersetzung	Karsten Petersen (www.translibri.com)
Coverfoto	© Christian Jung – Fotolia.com
Covergestaltung / Reihenentwurf	Christian Tschepp
Satz	JUNFERMANN Druck & Service, Paderborn

Alle Rechte vorbehalten.

Das Werk einschließlich aller seiner Teile ist urheberrechtlich geschützt.
Jede Verwendung außerhalb der engen Grenzen des Urheberrechtsgesetzes ist ohne Zustimmung des Verlages unzulässig und strafbar. Dies gilt insbesondere für Vervielfältigungen, Übersetzungen, Mikroverfilmungen und die Einspeicherung und Verarbeitung in elektronischen Systemen.

Bibliografische Information der Deutschen Bibliothek	Die Deutsche Bibliothek verzeichnet diese Publikation in der Deutschen Nationalbibliografie; detaillierte bibliografische Daten sind im Internet über http://dnb.ddb.de abrufbar.

ISBN 978-3-87387-841-9
Dieses Buch erscheint parallel als E-Book (ISBN 978-3-87387-904-1).

Inhalt

Vorwort 9
Danksagung 11
Einführung 13

Teil I: Triggerpunkte, Kopfschmerzen und kraniomandibuläre Dysfunktion 17
1. Was sind Triggerpunkte? 19
1.1 Typische Eigenschaften von Triggerpunkten 19
1.2 Was passiert, wenn Triggerpunkte nicht behandelt werden? 22
1.3 Wie Triggerpunkte entstehen 23
1.4 Schlussbemerkungen 24

2. Behandlung von Triggerpunkten 25
2.1 Kopfschmerzen und Migräne sind behandelbar 25
2.2 Die Wichtigkeit frühzeitiger Behandlung 25
2.3 Wie lange dauert die Therapie? 27
2.4 Wann sollten Sie einen Arzt konsultieren? 28
2.5 Schlussbemerkungen 28

3. Kopfschmerzen und Migräne 29
3.1 Symptome und Ursachen von Kopfschmerz 29
3.2 Hilfe zur Selbsthilfe 35
3.3 Die Behandlung von Kopfschmerzen durch Triggerpunkt-Therapie 35
3.4 Medikamente gegen Kopfschmerz: Sollte man sie nehmen oder nicht? 36
3.5 Schlussbemerkungen 36

4. Kraniomandibuläre Dysfunktion (CMD) 37
4.1 Das Kiefergelenk 37
4.2 Symptome und Ursachen von CMD und Triggerpunkten 37
4.3 Selbsthilfe bei CMD 38
4.4 Schlussbemerkungen 39

Teil II: Wie Triggerpunkte entstehen und wodurch sie aktiviert bleiben: chronifizierende Faktoren 41
5. Körperhaltung und Bewegungsabläufe 43
5.1 Belastungen im Alltag 43
5.2 Verletzungen 49
5.3 Rückenwirbelfehlstellungen und andere Probleme mit der Wirbelsäule 50
5.4 Schlussbemerkungen 51

6.	Ernährung	53
6.1	Nährstoffmangel	53
6.2	Vegetarische Ernährung und Nährstoffe	55
6.3	Vitamine	56
6.4	Mineralstoffe	59
6.5	Wasser	61
6.6	Ungesunde Ernährung	62
6.7	Lebensmittelallergien	64
6.8	Schlussbemerkungen	65
7.	Weitere chronifizierende Faktoren	67
7.1	Emotionale Faktoren	67
7.2	Schlafstörungen	69
7.3	Akute oder chronische Infektionen	70
7.4	Parasitenbefall	71
7.5	Störungen des Hormonhaushalts	72
7.6	Organstörungen und -erkrankungen	72
7.7	Nützliche Labortests	74
7.8	Fallstudien über chronifizierende Faktoren	75
7.9	Schlussbemerkungen	77

Teil III: Selbsthilfetechniken zur Behandlung von Triggerpunkten 79

8.	Allgemeine Richtlinien für Selbsthilfetechniken	81
8.1	Allgemeine Richtlinien für das Ausüben von Druck bei Selbstbehandlungen	81
8.2	Allgemeine Richtlinien für Stretching- und Konditionierungsübungen	84
8.3	Allgemeine Richtlinien für die Beanspruchung Ihrer Muskeln	85
8.4	Schlussbemerkungen	86
9.	Welche Muskeln verursachen die Schmerzen?	87
9.1	Kopfschmerz-Karte	87
9.2	Muskeln, die anfällig sind für Triggerpunkte	88
9.3	Schlussbemerkungen	89
10.	Trapezmuskel	93
10.1	Häufige Symptome	93
10.2	Mögliche Ursachen und chronifizierende Faktoren	95
10.3	Nützliche Hinweise	96
10.4	Selbsthilfetechniken	96
10.5	Schlussbemerkungen	102

11. Nackenmuskulatur	103
11.1 Häufige Symptome	104
11.2 Mögliche Ursachen und chronifizierende Faktoren	106
11.3 Nützliche Hinweise	107
11.4 Selbsthilfetechniken	107
11.5 Schlussbemerkungen	111
12. Kopfwendermuskel	113
12.1 Häufige Symptome	114
12.2 Mögliche Ursachen und chronifizierende Faktoren	115
12.3 Nützliche Hinweise	116
12.4 Selbsthilfetechniken	118
12.5 Schlussbemerkungen	121
13. Schläfenmuskel	123
13.1 Häufige Symptome	124
13.2 Mögliche Ursachen und chronifizierende Faktoren	124
13.3 Nützliche Hinweise	125
13.4 Selbsthilfetechniken	126
13.5 Schlussbemerkungen	128
14. Gesichts- und Kopfschwartenmuskulatur	129
14.1. Häufige Symptome	130
14.2 Mögliche Ursachen und chronifizierende Faktoren	132
14.3 Nützliche Hinweise	132
14.4 Selbsthilfetechniken	133
14.5 Schlussbemerkungen	136
15. Kaumuskel	137
15.1 Häufige Symptome	138
15.2 Mögliche Ursachen und chronifizierende Faktoren	139
15.3 Nützliche Hinweise	140
15.4 Selbsthilfetechniken	141
15.5 Schlussbemerkungen	142
16. Äußerer Flügelmuskel	143
16.1 Häufige Symptome	144
16.2 Mögliche Ursachen und chronifizierende Faktoren	144
16.3 Nützliche Hinweise	145
16.4 Selbsthilfetechniken	146
16.5 Schlussbemerkungen	149

17. Innerer Flügelmuskel ... 151
17.1 Häufige Symptome ... 152
17.2 Mögliche Ursachen und chronifizierende Faktoren ... 152
17.3 Nützliche Hinweise ... 153
17.4 Selbsthilfetechniken ... 153
17.5 Schlussbemerkungen ... 154

18. Zweibäuchiger Kiefermuskel ... 155
18.1 Häufige Symptome ... 156
18.2 Mögliche Ursachen und chronifizierende Faktoren ... 156
18.3 Nützliche Hinweise ... 157
18.4 Selbsthilfetechniken ... 158
18.5 Schlussbemerkungen ... 159

Anhang ... 161
A Ein Wort über Fibromyalgie ... 163
B Einige Anregungen für Therapeuten, die Selbsthilfetechniken unterrichten ... 165

Ressourcen ... 169
Websites ... 170
Literatur ... 171
Über die Autorin ... 172
Sachwortverzeichnis ... 173
Muskelverzeichnis ... 176

Vorwort

Während heute die Kosten des Gesundheitssystems aus dem Ruder laufen, leiden zugleich Millionen von Amerikanern unter chronischen Schmerzen, wobei Kopfschmerz eines der häufigsten Schmerzsyndrome ist. Statistiken zufolge ist die Qualität der medizinischen Versorgung in den Vereinigten Staaten schlechter als in den meisten anderen Industrieländern, obwohl wir für diese Versorgung am meisten bezahlen – sowohl insgesamt als auch pro Kopf der Bevölkerung. Darüber hinaus schaffen viele unserer konventionellen Interventionen mehr Probleme als Lösungen. In der Tat befinden wir uns in der wenig beneidenswerten Lage, dass wir im Vergleich zu jedem anderen Land der Welt mehr Geld für weniger Gesundheit und eine geringere Lebenserwartung ausgeben. Auf dem Weg zu einer Lösung dieser Krise des Gesundheitssystems scheinen Regierung, Versicherungsträger, Pharmaindustrie, Krankenhäuser und die meisten Klienten planlos auf der Stelle zu treten.

Vor diesem Hintergrund vollzieht sich indes ein Umschwung – eine stille Revolution des Gesundheitssystems, die bisher kaum Beachtung gefunden hat. Heutzutage wenden sich immer mehr Klienten an Heilpraktiker – eine Entwicklung, die niemand erwartet hätte, bevor David Eisenberg, Direktor der Abteilung für Forschung und Bildung, ergänzende und integrative medizinische Therapieformen an der Harvard Medical School, die Ergebnisse seiner Umfragestudien veröffentlicht hatte. John Naisbitt, Autor von mehreren Bestsellern zum Thema Zukunftsforschung, sagte schon 1982 voraus, dass sich im Gesundheitssystem ein bahnbrechender Trend vollziehen würde – weg von der „Apparatemedizin" und hin zu einem stärker berührungsorientierten Ansatz. Diese Einschätzung wird durch David Eisenbergs Umfragen gestützt, tatsächlich fand jedoch die entscheidende Wende schon Jahrzehnte vor dessen Studien statt.

In der Zeit zwischen den beiden Weltkriegen arbeitete die junge Kardiologin Janet Travell an einer großen Klinik in den USA. Sie war für Patienten verantwortlich, die sich von einem Herzanfall erholt hatten, aber nach wie vor unter Schmerzen im Bereich der Brust, in der linken Schulter oder am linken Arm litten, obwohl anhand von EKGs und anderen Tests keine Herzprobleme mehr festgestellt werden konnten. Diese Patienten wurden für „Spinner" gehalten oder, im Sprachgebrauch jener Zeit, für „Hypochonder". Vielleicht wurde Travell die Verantwortung für diese Patienten übertragen, weil man dachte, dass sie als Frau nicht in der Lage wäre, „ernsthafte" Arbeit zu leisten. Dessen ungeachtet diagnostizierte sie diese Patienten nicht nur mithilfe der eingeführten kardiologischen Verfahren, sondern untersuchte außerdem die schmerzenden Regionen, tastete sie ab und zeichnete systematisch auf, wo diese Schmerzen auftraten. Nachdem sie festgestellt hatte, dass solche Schmerzen zumeist vom kleinen Brustmuskel (*M. pectoralis minor*) ausgingen, verwendete sie eine Subkutankanüle, um die Stellen, die den Schmerz auslösten, zu entspannen. Später untersuchte sie auch andere anatomische Bereiche und entwickelte Techniken, um jene Muskelbereiche zu behandeln, von denen die Schmerzen auf andere Teile des Körpers ausstrahlten.

Travell widmete ihr Leben diesem Forschungsgebiet und publizierte maßgebliche Arbeiten zum Thema. Ihre Bücher läuteten ein neues Zeitalter im Gesundheitswesen ein – eine Ära, in der sich Heilpraktiker als Erbringer medizinischer Leistungen einen Namen machten und kranken Menschen eine breitere Palette an therapeutischen Möglichkeiten eröffneten. Heute zählt es zu den Grundsätzen der alternativen Medizin, den ganzen Menschen zu behandeln, nicht nur seine Symptome, und den Patienten in die Behandlung mit einzubeziehen. Im Hinblick auf Triggerpunkte haben Therapeuten und Heilpraktiker[1] zahlreiche Verfahren zur Selbstbehandlung entwickelt, die man als Patient lernen und anwenden kann – und so wird endlich der Patient zum vollwertigen Partner in der Durchführung seiner Therapie.

---

[1] Der Einfachheit halber wird bei der Bezeichnung von Personen oder Personengruppen fortwährend die männliche Form gebraucht. Die weibliche Form (Therapeutinnen, Patientinnen usw.) ist hier gleichrangig inbegriffen.

Die meisten Menschen zeigen funktionelle Schmerzmuster, was bedeutet, dass sich ihre Schmerzen nicht auf eine bestimmte Ursache zurückführen lassen – zum Beispiel einen Knochenbruch, eine Infektion, eine Krebserkrankung oder andere signifikante, mithilfe bildgebender Verfahren erkennbare Veränderungen. Funktionelle Schmerzen können durch falsche Körperhaltung entstehen, durch das Zurückhalten von Emotionen, was durch körperliche Anspannung zum Ausdruck kommt, oder durch falsche Ernährung. Bei dem Ansatz, der heute als „alternative Medizin" (*complementary and alternative medicine, CAM*) bezeichnet wird, aber besser unter dem Begriff „Naturheilkunde" bekannt ist, handelt es sich um die wirkungsvollste Strategie zur Lösung solcher funktionellen Probleme. Therapeutische Ansätze wie die Selbsthilfetechniken, die von Valerie DeLaune in diesem Buch präsentiert werden, könnten die Notwendigkeit für pharmazeutische und chirurgische Eingriffe stark reduzieren. Neben einer Senkung der Kosten im Gesundheitswesen könnte dieser Ansatz letztlich viele Menschen gesünder machen, weil er den ganzen Menschen behandelt und seine Symptome bei der Wurzel packt; davon abgesehen hat er so gut wie keine Nebenwirkungen.

Durch dieses Buch und ihre frühere Arbeit hat Valerie DeLaune die Konzepte und Methoden von Janet Travell dem Laien zugänglicher gemacht. Ihr Ansatz versetzt Menschen, die unter chronischen Schmerzen leiden, aber keine umfassenden anatomischen und physiologischen Kenntnisse haben, in die Lage, sich erfolgreich selbst zu helfen. Wenn Sie dieses Buch gründlich lesen und seine Empfehlungen beherzigen, wird es wahrscheinlich Ihre Lebensqualität grundlegend verbessern.

Steven Lavitan, DC, L. Ac.

Danksagung

Zu jedem beliebigen Zeitpunkt leiden etwa 38 Prozent aller Menschen unter Schmerzen. Obwohl etwa 30 Prozent aller Patienten, die einen Allgemeinarzt aufsuchen, durch Triggerpunkte verursachte Schmerzen haben (Simons, 2003), schenkt die Schulmedizin der Thematik Muskelschmerz und Triggerpunkte nach wie vor sehr wenig Beachtung. Dankenswerterweise haben einige wenige Pioniere unermüdlich daran gearbeitet, Triggerpunkte zu erforschen, Ausstrahlungsmuster (Schmerzfelder) und andere Symptome zu dokumentieren und schließlich all diese Informationen der Ärzteschaft und einer breiten Öffentlichkeit zugänglich zu machen.

Ohne das Lebenswerk von Janet Travell und David Simons sowie Jeanne Aland, meiner Lehrmeisterin auf dem Gebiet der neuromuskulären Therapie, die mich auf die Bücher von Travell und Simons aufmerksam gemacht hat, hätte ich dieses Buch nicht schreiben können. Sowohl Janet Travell als auch Jeanne Aland sind inzwischen verstorben, aber ich weiß, dass ich und meine Patienten ihnen für ihre Arbeit und Hingabe immer dankbar sein werden. Ihre Arbeit lebt weiter in den Hunderttausenden von Patienten, deren Schmerzen gelindert wurden durch die Forschungsarbeit von Travell und Aland und deren Bereitschaft, andere auszubilden.

Janet Travell

Janet Travell wurde 1901 geboren und trat bald in die Fußstapfen ihres Vaters, indem sie Ärztin wurde. Zunächst spezialisierte sie sich auf Kardiologie, doch bald entdeckte sie – wie ihr Vater – ihr Interesse an der Linderung von Schmerzen. Sie arbeitete in der Praxis ihres Vaters mit, lehrte an der medizinischen Fakultät der Cornell University und leistete Pionierarbeit in der Erforschung neuer Schmerztherapien, darunter auch Triggerpunkt-Injektionen. In ihrer eigenen Praxis begann sie, Senator John F. Kennedy zu behandeln, der damals wegen unerträglicher Rückenschmerzen auf Krücken angewiesen war und kaum ein paar Treppenstufen hinabgehen konnte. Dies war in einer Zeit, als das Fernsehen gerade begann, bewegte Bilder von Politikern in die Wohnzimmer der Nation zu übertragen, und daher war es für einen Präsidentschaftskandidaten wichtig geworden, körperlich fit zu wirken. Wäre er in der Öffentlichkeit mit Krücken aufgetreten, wäre Kennedy vermutlich nicht zum Präsidenten gewählt worden.

Janet Travell wurde zur ersten Frau, die als Ärztin ins Weiße Haus berufen wurde, und auch nachdem Präsident Kennedy gestorben war, blieb sie dort und betreute Präsident Johnson. Anderthalb Jahre später gab sie diese Stellung auf, um sich wieder ihren Leidenschaften zu widmen: über chronische Myofaszialschmerzen zu lehren, Vorlesungen zu halten und zu schreiben. Sie setzte ihre Arbeit bis über ihr 90. Lebensjahr hinaus fort. Dr. Janet Travell verstarb am 1. August 1997 im Alter von 95 Jahren.

David G. Simons

David G. Simons, der seine Laufbahn als Raumfahrtarzt begann, lernte Janet Travell kennen, als sie in den 1960er-Jahren an der School of Aerospace Medicine der Brooks Air Force Base in Texas unterrichtete. Bald fing er an, mit Travell zusammenzuarbeiten und in der einschlägigen internationalen Literatur nach Veröffentlichungen über die Behandlung von Schmerzen zu recherchieren. Er stellte fest, dass es einige Kollegen gab, die ebenfalls über Triggerpunkte forschten, dass sie jedoch eine andere Terminologie verwendeten. Er machte sich daran, die Physiologie von Triggerpunkten sowohl im Labor als auch im klinischen Umfeld zu erforschen und zu dokumentieren, und arbeitete darauf hin, eine wissenschaftliche Erklärung für Triggerpunkte zu finden. Gemeinsam verfassten Travell und Simons ein umfassendes zweibändiges Werk über die Ursachen von Triggerpunkten und über ihre Behandlung, das sich an Ärzte wendete.

Weitere Danksagungen

Viele andere Wissenschaftler haben zur Erforschung von Triggerpunkten beigetragen, und viele Ärzte und Therapeuten haben sich die Zeit genommen, sich über Triggerpunkte fortzubilden und diese Kenntnisse an ihre Patienten weiterzugeben. Ihnen allen möchte ich meine Anerkennung dafür aussprechen, dass sie Schmerzen gelindert und anderen dieses wichtige Wissen zur Verfügung gestellt haben.

Meine Lektorinnen Jess Beebe, Jess O'Brien und Jasmine Star leisteten hervorragende Arbeit, indem sie wertvolle Vorschläge zur Struktur dieses Buches machten und mich dazu motivierten, jede Version des Manuskripts noch zu verbessern. Außerdem möchte ich Art Sutch, Skip Gray und Don Douglas dafür danken, dass sie die Fotos angefertigt haben, David Ham für seine Rolle als Model in den Ausstrahlungsmuster-Fotos sowie Laura Lucas und Sarah Olsen für ihre Grafikdesign-Arbeit. Virginia Street (Janet Travells Tochter) und David G. Simons haben mir einige der Fotos zur Verfügung gestellt.

Großen Dank schulde ich den Tausenden von Patienten und den Therapeuten, die mir anvertraut haben, was ihnen geholfen hat, sodass ich diese Informationen an Sie weitergeben kann. Aber vor allem möchte ich meinem Hund Sascha danken – er hat immer wieder geduldig gewartet, während ich unzählige Stunden damit verbracht habe, dieses Buch fertigzustellen.

Einführung

Wenn Sie zu diesem Buch gegriffen haben, leiden sie wahrscheinlich unter Kopfschmerzen, die häufig auftreten, sehr stark sind oder Sie erheblich beeinträchtigen. Damit sind Sie keineswegs allein; Schätzungen zufolge leiden in Deutschland etwa 54 Millionen Menschen, zumindest zeitweise, an Kopfschmerzen. Dennoch gibt es kein Patentrezept, um Kopfschmerzen zu kurieren. Das liegt unter anderem daran, dass die Ursachen dafür häufig sehr vielfältig und komplex sind. Solange die zugrunde liegenden oder aufrechterhaltenden Faktoren nicht behoben sind, treten die Beschwerden in der Regel immer wieder auf. Kopfschmerzen können ein sehr hartnäckiges Problem sein, da manche ihrer Ursachen nur selten erkannt werden.

Dieses Buch soll Ihnen dabei helfen, sich einen Überblick über die möglichen Ursachen Ihrer Kopfschmerzen zu verschaffen, und es bietet Ihnen Tipps zur Selbsthilfe an, um solche chronifizierenden Faktoren anzugehen. In Teil I wird erklärt, was *Triggerpunkte* sind, wie man sie behandeln kann und welche Rolle sie bei der Entstehung von Kopfschmerz, Migräne und kraniomandibulärer Dysfunktion (CMD, *craniomandibular dysfunction* oder *temporomandibular joint dysfunction [TMJ]*, Sammelbegriff für Beschwerden in Kaumuskulatur und Kiefergelenken) spielen. Teil II soll Sie in die Lage versetzen, chronifizierende Faktoren, die Ihre Schmerzen verursachen und Triggerpunkte entstehen lassen, zu erkennen – zum Beispiel ungünstige Körperhaltung und -bewegungen, unvorteilhaft konstruierte Möbel, ernährungsbedingte Faktoren, Stress, Schlafstörungen sowie akute oder chronische Krankheiten. Hier finden Sie ebenso Empfehlungen, wie Sie diese Ursachen beheben können. Teil III vermittelt Ihnen, wo Sie Triggerpunkte finden und wie Sie sie behandeln können, indem Sie Druck ausüben und die Muskeln dehnen.

Mein Werdegang

Im Jahre 1989 absolvierte ich eine Ausbildung zur Massage-Therapeutin mit Schwerpunkt Schwedische Massage (andere Bezeichnung für die Klassische Massage). Dabei lernte ich, wie man eine sehr gute klassische Massage durchführt. Der Versuch, die Verspannungsprobleme meiner Patienten zu lösen, erwies sich aber häufig als schwierig und frustrierend. Im Vorlesungsverzeichnis des Heartwood Institute fiel mir dann ein Kurs über neuromuskuläre Therapie (die eine Form von Tiefen-Gewebemassage mit der Behandlung von Triggerpunkten verbindet) auf, deren Beschreibung mich interessierte. Im Jahre 1991 nahm ich an diesem von Jeanne Aland durchgeführten Kurs teil, und dadurch veränderte sich mein gesamter Ansatz zur Behandlung von Patienten.

Das Wichtigste, was mir in diesem Kurs über Triggerpunkte vermittelt wurde, war die Erkenntnis, dass sie nach ziemlich regelmäßigen Mustern Schmerzen auf andere Bereiche des Körpers ausstrahlen. So können zum Beispiel Schmerzen, die Sie im Bereich der Stirn empfinden, von einem dort angesiedelten Muskel ausgehen, aber sie können auch von einem Triggerpunkt ausstrahlen, der sich im vorderen Bereich Ihres Halses befindet. Kennt man diese Schmerzfelder, kann man darauf schließen, wo die Triggerpunkte zu suchen sind, die den Schmerz tatsächlich verursachen. Nachdem ich das gelernt hatte, konnte ich beständig die Beschwerden meiner Patienten lindern – sogar bei solchen Patienten, denen man gesagt hatte, sie würden dauerhaft mit ihren Schmerzen leben müssen.

Ich kaufte mir den ersten Band von Janet Travell und David Simons, dessen Thema der Oberkörper ist: *Handbuch der Muskel-Triggerpunkte, Band 1: Obere Extremität, Kopf und Rumpf* (Travell & Simons, 1983; deutsche Ausgabe 1998). Dann wartete ich gespannt auf die Fertigstellung des zweiten Bandes, in dem es um die untere Körperhälfte geht und der 1992 erschien. In dem Kurs über neuromuskuläre Therapie hatte ich gelernt, was Triggerpunkt-Schmerzfelder sind und wie man Triggerpunkte sucht und behandelt, aber aus diesem Buch lernte ich so viel mehr – über kausale (chronifizierende) Faktoren, andere Symptome als Schmerzfelder und einige Selbstbehandlungs-Techniken, die ich meinen Patienten vermitteln konnte.

Im Laufe der Jahre, in denen ich Tausende von Patienten behandelte, erweiterte ich mein Wissen um eigene Erkenntnisse und entwickelte diverse Selbsthilfetechniken. Im Jahre 1999 machte ich meinen Masterabschluss in Akupunktur, und seither habe ich mich auf die Behandlung von Schmerzsyndromen und Triggerpunkten durch Akupunktur spezialisiert.

Wie dieses Buch aufgebaut ist

Unter den Schmerzsyndromen, die ich therapiere, sind Kopf-, Rücken- und Nackenschmerzen die häufigsten. In diesem Buch werden Sie erfahren, wie diese Beschwerden miteinander zusammenhängen und auf welche Weise Muskelprobleme eine wichtige Rolle bei der Entstehung von Kopfschmerzen spielen können, sogar bei migräneartigem Kopfschmerz. Da so häufig Triggerpunkte an der Entstehung von Kopfschmerz beteiligt sind, ist es wichtig, sich mit Selbsthilfetechniken vertraut zu machen, die in den meisten Fällen von Kopfschmerz eine Linderung bewirken können.

Teil I enthält grundlegende Informationen über Triggerpunkte und erklärt, warum es wichtig ist, Schmerzen so früh wie möglich zu behandeln. Außerdem werden die verschiedenen Kopfschmerztypen beschrieben, ihre jeweiligen Ursachen besprochen und es wird die Frage beantwortet, auf welche Weise Triggerpunkte an der Entstehung dieser verschiedenen Arten von Kopfschmerz beteiligt sein können. Durch kraniomandibuläre Dysfunktion (Craniomandibular Dysfunction, CMD) verursachte Probleme spielen ebenfalls häufig eine Rolle bei Kopfschmerzen, aber viele Menschen kommen gar nicht auf die Idee, dass ein Zusammenhang zwischen diesen Symptomen bestehen könnte – oder es ist ihnen nicht klar, dass sie ein CMD-Problem haben.

Teil II dieses Buches soll Ihnen dabei helfen, die Faktoren zu erkennen, die für Ihre persönliche Kombination von Umständen und Symptomen relevant sind. Viele Dinge verursachen Triggerpunkte und halten sie aktiv: schlechte Körperhaltung, ungünstig konstruierte Möbel, chronische und akute Krankheiten, emotionale Faktoren und schlechte Ernährung, um nur einige zu nennen. Um diese Probleme werden Sie sich mithilfe von Selbsthilfetechniken kümmern müssen. Kopfschmerzen haben häufig neben Triggerpunkten noch andere Ursachen. Wenn Sie zum Beispiel zu wenig Wasser trinken, werden dadurch zwar keine Triggerpunkte direkt verursacht oder chronifiziert, aber es kann bei der Entstehung Ihrer Kopfschmerzen eine Rolle spielen oder sie verstärken.

In Teil III wird erklärt, wie Sie die Muskeln finden, die möglicherweise Triggerpunkte enthalten, und wie Sie diese Triggerpunkte durch Ausübung von Druck und durch Dehnen der Muskeln (Stretching) behandeln können. Kapitel 8 geht im Einzelnen auf die Behandlungsgrundsätze ein; Kapitel 9 enthält einen Leitfaden, der erklärt, welche Muskeln im Hinblick auf Ihre eigenen Kopfschmerzen oder kraniomandibulären Schmerzen als kausale Faktoren infrage kommen und welche Kapitel Sie daher durcharbeiten sollten. Kapitel 10 bis 18 helfen Ihnen, die spezifischen Muskeln zu identifizieren, die Ihre Kopfschmerzen oder CMD-Schmerzen verursachen. Diese Kapitel enthalten Listen von häufigen Symptomen für bestimmte Triggerpunkte, geben nützliche Hinweise darauf, welche Tiggerpunkte bei Ihnen relevant sein können, und sie beschreiben Selbstbehandlungstechniken und Stretching-Übungen.

Wie Sie dieses Buch nutzen sollten

Beginnen Sie mit Teil II, in dem es um Triggerpunktursachen und chronifizierende Faktoren geht, bitte erst, nachdem Sie Teil I gelesen haben. Allerdings kann es eine Weile dauern, die chronifizierenden Faktoren, die in Ihrem spezifischen Fall zum Tragen kommen, zu erkennen und sie dann zu beseitigen. Währenddessen sollten Sie bereits Ihre Triggerpunkte durch das Ausüben von Druck behandeln, und daher können Sie ruhig schon anfangen, Teil III zu lesen, bevor Sie mit Teil II fertig sind. Bevor Sie jedoch beginnen, die in Kapitel 10 bis 18 erklärten Techniken zur Selbstbehandlung anzuwenden, sollten Sie die in Kapitel 8 beschriebenen Behandlungsgrundsätze gründlich durcharbeiten und dann in Kapitel 9 nachlesen, wie Sie die Muskeln erkennen, die Ihre Kopfschmerzen verursachen. Auf jeden Fall sollten Sie den gesamten Teil II sobald wie möglich vollständig durchlesen, denn wahrscheinlich spielt eine Kombination der darin beschriebenen chronifizierenden Faktoren auch in Ihrem Fall eine Rolle. Sie werden Ihre Triggerpunkte (und folglich Ihre Kopfschmerzen) nicht dauerhaft beseitigen können, wenn Sie sich nicht um all die Dinge kümmern, die sie verursachen und intensivieren – und daher ist es wichtig, dass Sie Teil II vollständig lesen und genau überlegen, ob jeder einzelne Faktor möglicherweise in Ihrem Fall zum Tragen kommt.

Die in diesem Buch beschriebenen Verfahren sind keine schnelle Patentlösung! Es gibt keine Technik, mit der Sie in einer Viertelstunde und in fünf einfachen Schritten Ihre Schmerzen loswerden könnten. Ich empfehle Ihnen, Ihre Triggerpunkte nach Möglichkeit durch einen Therapeuten identifizieren zu lassen, der in der Behandlung von Triggerpunkten ausgebildet ist, etwa ein Therapeut für neuromuskuläre Massage oder vielleicht einen Physiotherapeuten, und dieses Buch als Ergänzung zur Therapie zu nutzen. Meiner Erfahrung nach bessert sich der Zustand von Patienten, die sich ergänzend zu einer professionellen Therapie zu Hause selbst behandeln, mindestens fünfmal so schnell wie bei Leuten, die ausschließlich professionell behandelt werden.

Vielleicht haben Sie auch das Pech und finden keinen geeigneten Therapeuten. Ohne professionelle Beratung dauert es zwar länger, bis Sie Ihre Triggerpunkte gefunden haben, aber mithilfe dieses Buches werden Sie mit großer Wahrscheinlichkeit Ihre Triggerpunkte selbst lokalisieren können. In diesem Fall sollten Sie die folgenden Kapitel durchlesen, nach den entsprechenden Triggerpunkten suchen und dann regelmäßig die beschriebenen Selbsthilfetechniken einsetzen, bis Ihre Schmerzen verschwunden sind. Stellen Sie sich folgende Frage: „Will ich einen Teil meiner Freizeit opfern, um an der Linderung meiner Schmerzen zu arbeiten?" Wenn Sie diese Frage mit „Ja" beantworten, werden die in diesem Buch präsentierten Informationen sehr nützlich sein.

Achten Sie darauf, sich realistische Ziele zu setzen. Konzentrieren Sie sich jeweils auf einige wenige Muskeln – es sei denn, es gibt einen guten Grund, an mehreren Muskeln gleichzeitig zu arbeiten. Wenn Sie sich unrealistische Ziele setzen, kann das dazu führen, dass Sie sich schnell entmutigt fühlen und aufgeben. Es ist besser, sich auf einige wenige Dinge zu konzentrieren und sie gut zu machen, anstatt eine größere Zahl von Selbsthilfetechniken oder Empfehlungen oberflächlich und nachlässig umzusetzen. Sie werden es wohl kaum in der ersten Woche schaffen, fünf verschiedene Muskeln durch Druck und Stretching zu behandeln, sich die richtige Atmung und Körperhaltung anzugewöhnen, Ihr gesamtes Mobiliar am Arbeitsplatz auszutauschen, Ihre Ernährung umzustellen und jeden Tag ein Stück spazieren zu gehen. Wählen Sie ein Tempo, mit dem Ihnen der Behandlungsprozess Spaß macht, und nehmen Sie sich genug Zeit, um an den chronifizierenden Faktoren zu arbeiten.

Falls Sie mit einem Therapeuten zusammenarbeiten, sollte Ihnen dieser dabei helfen können, die durchzuführenden Maßnahmen nach Wichtigkeit einzustufen und nach Priorität zu ordnen. Falls er Ihnen zu viele Dinge auf einmal aufgibt, sagen Sie ihm, Sie würden sich überfordert fühlen und müssten Prioritäten setzen. Einem „frisch gebackenen" Therapeuten, der gerade seine Ausbildung abgeschlossen hat und vor nützlichen Ideen und Ratschlägen nur so strotzt, kann es leicht passieren, dass er einem Patienten zu viele Dinge auf einmal aufgibt.

Dieses Buch enthält Hunderte von Empfehlungen. Wenn Sie in Teil II die chronifizierenden Faktoren durchlesen sowie die Abschnitte „Nützliche Hinweise" in den Kapiteln über die Muskeln, die Sie als potenzielle Ursachen für Ihre Schmerzfelder erkannt haben, markieren Sie darin alles, was für Ihren Fall relevant sein könnte. Und dann sollten Sie genug Zeit für das Erreichen Ihrer Ziele einplanen. Die Behandlung von Schmerzen ist wie Detektivarbeit – sowohl die Ursachen Ihrer Schmerzen als auch die therapeutischen Maßnahmen, durch die sie beseitigt werden können, unterliegen einer für Sie typischen, einzigartigen Kombination von Faktoren. Dieses Buch gibt Ihnen zahlreiche Hilfsmittel an die Hand, die Ihren Selbsterfahrungsprozess auf dem Weg zur Heilung Ihrer Schmerzen erleichtern können.

Teil I

Triggerpunkte, Kopfschmerzen und kraniomandibuläre Dysfunktion

Wenn eine Person unter Kopfschmerzen leidet, wird nur allzu häufig eine Diagnose in allgemeinen Begriffen wie Spannungskopfschmerz, Migräne oder CMD-Schmerzen gestellt, ohne jedoch die eigentlichen Ursachen ihrer Beschwerden zu erkennen. Häufig sind Triggerpunkte in einem oder mehreren Muskeln die Ursache, aber der Arzt oder Therapeut, der die Diagnose stellt, ist mit Triggerpunkten nicht vertraut. Triggerpunkte können bei den meisten Typen chronischer oder akuter Kopfschmerzen und bei kraniomandibulärer Dysfunktion eine wesentliche Rolle spielen, was bedeutet, dass solche Schmerzen erheblich gelindert – oder gar völlig geheilt – werden können, indem man Triggerpunkte behandelt und chronifizierende Faktoren beseitigt.

Ihre Kopfschmerzen, Migräne oder CMD-Schmerzen sind wahrscheinlich therapierbar. Je eher Sie mit der Anwendung von Selbsthilfetechniken beginnen und sich – nach Möglichkeit – von einem Therapeuten behandeln lassen, desto eher werden Ihre Schmerzen gelindert werden. Diese Feststellung ist wichtig, da unbehandelter Schmerz einen sich verstärkenden Kreislauf erzeugen kann, durch den sich der Schmerz verfestigen und behandlungsresistenter werden kann.

1. Was sind Triggerpunkte?

In diesem Kapitel werden Sie erfahren, was Triggerpunkte sind, wie sie entstehen und wie es sich anfühlt, wenn man Druck auf sie ausübt. Sie werden außerdem erfahren, wie Triggerpunkte Schmerzen auf andere Teile des Körpers ausstrahlen, die weit entfernt vom jeweiligen Triggerpunkt liegen, welche anderen Symptome – neben Schmerzen – sie verursachen können und was geschieht, wenn sie nicht behandelt werden.

1.1 Typische Eigenschaften von Triggerpunkten

Die Muskulatur ist das größte Organ des menschlichen Körpers, auf das in der Regel etwa 50 Prozent des Körpergewichts entfallen. Es gibt ungefähr 400 Muskeln im menschlichen Körper (erstaunlicherweise variiert diese Zahl von einer Person zur anderen), und jeder von ihnen kann Triggerpunkte entwickeln, die möglicherweise ausgestrahlte Schmerzen und Funktionsstörungen verursachen. Die Symptome können von schmerzfreier Behinderung von Bewegungen und schiefer Körperhaltung bis hin zu unerträglichen, quälenden Schmerzen variieren.

Knoten, Hartspannstränge und Überempfindlichkeit im Muskel

Muskeln bestehen aus zahlreichen Muskelzellen (oder Muskelfasern), die durch Bindegewebe gebündelt und davon umgeben sind. Jede Faser enthält zahlreiche Myofibrillen (Muskelfibrillen). Die meisten Skelettmuskeln enthalten etwa ein- bis zweitausend Myofibrillen, und jede Myofibrille besteht aus einer Kette von Sarkomeren (Muskelfasersegmenten), die an ihren Enden miteinander verbunden sind. Muskelkontraktionen finden in den Sarkomeren statt. Wenn ein Triggerpunkt vorhanden ist, sind viele Sarkomere in einem kleinen, verdickten Bereich kontrahiert (zusammengezogen), und die restlichen Sarkomere der betreffenden Myofibrille sind überdehnt und daher schmal. Mehrere solcher Kontraktionen im selben Bereich machen sich häufig als „Knoten" oder „Hartspannstränge" im Muskel bemerkbar. Diese Muskelfasern können nicht mehr genutzt werden, da sie bereits kontrahiert sind, und daher können Muskeln, die Triggerpunkte enthalten, nicht gekräftigt werden.

Triggerpunkte sind normalerweise sehr druckempfindlich. Die anhaltende Kontraktion einer Fibrille führt wahrscheinlich zur Freisetzung von sensibilisierenden *neurochemischen Botenstoffen* (körpereigenen Substanzen, die auf das Nervensystem wirken), die den Schmerz erzeugen, den man spürt, wenn Druck auf den Triggerpunkt ausgeübt wird. Die Intensität solcher Schmerzen kann variieren – abhängig davon, wie stark der Muskel belastet wird. Die Schmerzintensität kann auch als Reaktion auf das Einsetzen eines der anderen chronifizierenden Faktoren schwanken – durch emotionale Faktoren, eine Krankheit oder durch Schlaflosigkeit.

Gesunde Muskeln enthalten normalerweise keine Knoten oder Hartspannstränge, sind nicht druckempfindlich und fühlen sich – wenn sie nicht im Einsatz sind – weich und nachgiebig an, im Gegensatz zu der verhärteten und angespannten Muskulatur, die sich bei Menschen findet, die unter chronischen Schmerzen leiden. Häufig erzählen mir Patienten, ihre Muskeln würden sich hart und angespannt anfühlen, weil sie trainieren und Kraftübungen machen, aber gesunde Muskulatur fühlt sich weich und nachgiebig an – auch dann, wenn man trainiert.

Ausgestrahlte Schmerzen

Triggerpunkte können Schmerzen sowohl in die nähere Umgebung als auch in andere Bereiche des Körpers ausstrahlen. Die häufigsten Ausbreitungswege sind ausführlich dokumentiert und grafisch dargestellt worden; sie werden als *Ausstrahlungsmuster* oder *Schmerzfelder* bezeichnet. Etwa 50 Prozent aller Triggerpunkte befinden sich nicht dort, wo Sie die Symptome spüren. Das bedeutet, dass Sie wahrscheinlich keine Linderung erreichen, wenn Sie nur die Bereiche behandeln, in denen Sie Schmerzen haben. Teil III enthält Abbildungen der häufig auftretenden Ausstrahlungsmuster, die Sie mit Ihren eigenen Schmerzfeldern vergleichen können; das hilft Ihnen, die Triggerpunkte zu finden, die Ihre Schmerzen verursachen. Ohne zu wissen, dass Sie an einer bestimmten Stelle suchen müssen, werden Sie wahrscheinlich keine Linderung erreichen. So können zum Beispiel Triggerpunkte im oberen Bereich des Trapezmuskels (*M. trapezius* oder Kappenmuskel, verläuft zwischen Nacken und Schulter) Schmerzen in den Schläfen, an der Schädelbasis, im Kiefergelenk und in manchen Fällen über den Ohren oder über den Augen verursachen.

Wenn Sie auf einen solchen Triggerpunkt Druck ausüben, können Sie häufig den ausgestrahlten Schmerz oder andere Symptome reproduzieren. Wenn das allerdings nicht gelingt, bedeutet das keineswegs, dass dieser spezifische Triggerpunkt nicht an der Entstehung der Schmerzen beteiligt ist. Versuchen Sie trotzdem, den Triggerpunkt zu behandeln, der möglicherweise das Problem verursacht, und falls sich eine Besserung einstellt – auch vorübergehend –, können Sie davon ausgehen, dass dieser Triggerpunkt tatsächlich zumindest ein Teil des Problems ist. Aus diesem Grund sollten Sie nicht in ein und derselben Sitzung sämtliche infrage kommenden Triggerpunkte behandeln, denn in diesem Fall können Sie, falls sich Linderung einstellt, nicht wissen, welcher der behandelten Triggerpunkte tatsächlich die Ursache war.

Ausgestrahlte Kribbel-, Taubheits- oder Hitzegefühle werden häufig von Triggerpunkten verursacht, die einen Nerv einengen oder drücken. So verläuft zum Beispiel der Hüftnerv (*N. ischiadicus*) entweder unter dem birnenförmigen Muskel (*M. piriformis*) oder durch ihn hindurch und verursacht dadurch einen ischiasartigen Hüftschmerz, der einem echten Ischias sehr ähnlich ist (Travell & Simons, 1983).

Muskelschwäche und -ermüdung

Triggerpunkte führen zu Schwäche und Koordinationsverlust in den betroffenen Muskeln bis hin zur völligen Einschränkung der Muskelbewegung. Viele Menschen deuten dies als Zeichen, dass sie die geschwächten Muskeln kräftigen sollten. Wenn aber die Triggerpunkte nicht vorher deaktiviert worden sind, werden Kraftübungen (Konditionierung) wahrscheinlich die umgebenden Muskeln dazu anregen, die Arbeit der von Triggerpunkten betroffenen Muskeln zu verrichten, wodurch diese Muskeln noch mehr geschwächt und dekonditioniert werden.

Muskeln, die Triggerpunkte enthalten, ermüden leichter und entspannen sich nicht so schnell, wenn sie nicht mehr eingesetzt werden. Außerdem können Triggerpunkte bewirken, dass sich in den Bereichen, in denen Sie ausgestrahlte Schmerzen spüren, andere Muskeln anspannen und geschwächt werden – sogar ein ganzer Körperbereich kann sich als Reaktion auf den Schmerz verspannen.

Weitere Symptome

Triggerpunkte können Symptome verursachen, die normalerweise nichts mit Problemen der Muskulatur zu tun haben, zum Beispiel Schwellungen, Ohrgeräusche (Tinnitus), Gleichgewichtsstörungen, Schwindelgefühle, häufigen Harndrang, Einknicken der Knie, starkes Schwitzen oder Tränen der Augen. Sie können zu steifen Gelenken, Müdigkeit, allgemeiner Mattigkeit, Zuckungen, Zittern, lokalen Taubheitsgefühlen oder anderen ungewöhnlichen Empfindungen führen. So kann zum Beispiel der Kopfwendermuskel (*M. sternocleidomastoideus*) nicht nur Spannungskopfschmerz verursachen, sondern auch Schwindel- oder Übelkeitsgefühle, Verstopfung der Nasennebenhöhlen, Zuckungen der Augenlider, Hörstörungen, Sehstörungen, chronische Halsschmerzen und andere Symptome. Wahrscheinlich würden Sie nicht auf die Idee kommen, dass solche Symptome durch einen Triggerpunkt in einem Muskel verursacht werden können.

Aktive Phase versus latente Phase

Ein Triggerpunkt kann sich entweder in einer aktiven oder einer latenten Phase befinden, je nachdem, wie gereizt er ist. Wenn der Triggerpunkt *aktiv* ist, strahlt er Schmerzen und andere Empfindungen aus und schränkt die Bewegungsfreiheit ein. Wenn der Triggerpunkt *latent* ist, kann er die Bewegungsfreiheit beeinträchtigen und Schwäche verursachen, aber keine Schmerzen. Je häufiger und intensiver Ihre Kopfschmerzen sind, desto mehr aktive Triggerpunkte haben sie wahrscheinlich.

Triggerpunkte, die durch äußere Einwirkung auf einen Muskel entstehen, etwa durch eine Verletzung, sind normalerweise zunächst aktiv. Auch durch ungünstige Körperhaltung oder Bewegungsabläufe, wiederholte Beanspruchung oder eine gereizte Nervenwurzel können aktive Triggerpunkte entstehen. Ein aktiver Triggerpunkt kann nach einiger Zeit aufhören, Schmerzen auszustrahlen, und somit latent werden. Allerdings können solche latenten Triggerpunkte sehr leicht wieder aktiv werden, was Sie zu der irrigen Annahme verleiten kann, Sie hätten es mit einem neuen Problem zu tun. Tatsächlich handelt es sich aber um ein altes – womöglich schon längst vergessenes – Problem, das sich erneut bemerkbar macht. Latente Triggerpunkte können durch übermäßige Beanspruchung, Überdehnung oder Unterkühlung eines Muskels wieder aktiviert werden. Jeder der in Teil II beschriebenen chronifizierenden Faktoren kann vorher latente Triggerpunkte aktivieren und Sie für die Entstehung neuer Triggerpunkte durch äußere Einwirkung auf die Muskulatur anfälliger machen.

Latente Triggerpunkte können auch allmählich entstehen, ohne ursprünglich aktiv zu sein und ohne dass man sie überhaupt bemerken würde. In einer Studie mit 13 gesunden Teilnehmern, bei denen jeweils die gleichen acht Muskeln untersucht wurden (Simons, 2003), stellte sich heraus, dass zwei Probanden latente Triggerpunkte in sieben dieser Muskeln aufwiesen, eine Person hatte welche in sechs Muskeln, drei in fünf Muskeln, zwei in drei Muskeln, zwei in zwei Muskeln und nur eine Versuchsperson hatte überhaupt keine latenten Triggerpunkte in keinem einzigen der acht Muskeln! Das heißt, dass die meisten Leute zumindest einige latente Triggerpunkte haben, die leicht zu aktiven Triggerpunkten werden können. Ebenso zeigt dies, dass manche Leute anfälliger für Muskelschmerzen sind als andere (Simons, 2003).

Lage von Triggerpunkten in der Muskulatur

Triggerpunkte entstehen häufig dort, wo das Nervenende, das den jeweiligen Muskel zur Kontraktion veranlasst, mit der Muskelfaser verbunden ist, meist in der Mitte dieser Muskelfaser. In solchen Fällen spricht man von *zentral-myofaszialen Triggerpunkten*. Auch an den Muskelansätzen entstehen häufig Triggerpunkte; diese werden als *Muskelansatz-Triggerpunkte* bezeichnet. Da Sie vielleicht nicht wissen, wo die Mitte der Muskelfaser ist oder wo sich die Muskelansätze befinden, empfehle ich Ihnen, sich die Muskeldiagramme in Teil III anzusehen und zu versuchen, den *ganzen* Muskel zu behandeln, sodass Sie keinen der Triggerpunkte im betreffenden Muskel verfehlen können.

Ein *primärer* oder *Schlüssel*-Triggerpunkt kann die Entwicklung eines *sekundären* oder *Satelliten*-Triggerpunktes in einem anderen Muskel verursachen. Er kann entstehen, weil er sich im Ausstrahlungsbereich des Primärtriggerpunktes befindet. In anderen Fällen kann der Muskel mit dem Satelliten-Triggerpunkt überlastet sein, weil er einen Teil der Arbeit des Muskels mit dem Primärtriggerpunkt erledigt oder der Spannung in jenem Muskel entgegenwirkt. Wenn Sie sich selbst behandeln, machen Sie sich bewusst, dass manche Ihrer Triggerpunkte Satelliten-Triggerpunkte sein können; in diesem Fall werden Sie sie nicht wirkungsvoll behandeln können, bevor die verursachenden Primärtriggerpunkte behandelt worden sind. Teil III enthält weiterführende Informationen zu diesem Problem.

1.2 Was passiert, wenn Triggerpunkte nicht behandelt werden?

Wenn Menschen Schmerzen bei sich feststellen, warten sie normalerweise zunächst einmal ab, ob das Problem von selbst wieder verschwindet. Manchmal realisiert sich diese Hoffnung, manchmal nicht. Das Problem bei diesem Abwarten ist, dass Muskeln geschädigt werden können, wenn Triggerpunkte nicht behandelt werden, und letztlich kann durch Veränderungen des zentralen Nervensystems ein Teufelskreis der Schmerzen entstehen. Durch diese Beteiligung des zentralen Nervensystems lässt sich wahrscheinlich erklären, warum Sie unter chronischem Kopfschmerz und anderen Schmerzen leiden.

Schädigungen von Muskelfasern

Erinnern Sie sich daran, dass Triggerpunkte dazu führen, dass Myofibrillen teilweise kontrahiert bleiben? Wenn dieser Zustand zu lange anhält, kann die Myofibrille in der Mitte reißen, woraufhin die losen Enden sich zusammenziehen und in der Mitte eine leere Schale zurückbleibt. Solchermaßen geschädigte Muskelfasern können sich nicht regenerieren und werden nicht wieder einsatzbereit sein (Simons, Travell & Simons, 1999).

Nervenbahnungen

Wenn Schmerzen wiederholt über dieselbe Nervenleitung übertragen werden, führen sie eine *Nervenbahnung* herbei. Das bedeutet, dass der Schmerz bevorzugt immer wieder über diese Nervenleitung übertragen wird, wann immer eine neue Verletzung oder eine andere Belastung in einem bestimmten Bereich des Körpers auftritt. Erinnern Sie sich daran, dass die am häufigsten auftretenden Ausstrahlungsmuster ausführlich dokumentiert und grafisch dargestellt worden sind? Eine Nervenbahnung kann dazu führen, dass das Schmerzfeld von den häufigsten Mustern abweicht. Sie kann auch dazu führen, dass mehrere Triggerpunkte in verschiedenen, aber benachbarten Muskeln Schmerzen in denselben Bereich ausstrahlen, wodurch es noch schwieriger wird, den tatsächlichen Ursprung der ausgestrahlten Schmerzen festzustellen. Das bedeutet, dass Sie die Rolle eines potenziellen Triggerpunktes nicht allein aufgrund verbreiteter Ausstrahlungsmuster sicher ausschließen sollten, da andere Faktoren bei Ihnen ein ungewöhnliches Schmerzfeld bewirken können. Je intensiver die ursprünglichen Schmerzen und die damit verbundenen Emotionen sind, desto wahrscheinlicher wird eine solche Nervenbahnung Abweichungen von den häufigsten Ausstrahlungsmustern herbeiführen (Simons, Travell & Simons, 1999).

Sensibilisierung des zentralen Nervensystems

Eine neuere Studie (Borg-Stein & Simons, 2002) hat gezeigt, dass bestimmte Arten von Nervenrezeptoren in Muskeln Informationen an Neuronen übertragen, die sich in einem bestimmten Bereich der grauen Substanz im Rückenmark befinden. Dort wird der Schmerz verstärkt und dann an andere Muskelbereiche übertragen, wodurch der schmerzende Bereich über die ursprünglich betroffene Region hinaus vergrößert wird.

Sobald dieser Bereich des zentralen Nervensystems auf diese Weise beteiligt – oder sensibilisiert – ist (was man als *Sensibilisierung des zentralen Nervensystems* bezeichnet), führt der anhaltende Schmerz zu lange anhaltenden oder permanenten Veränderungen dieser Neuronen, die wiederum benachbarte Neuronen durch Neurotransmitter in Mitleidenschaft ziehen. (Als *Neurotransmitter* oder Botenstoffe bezeichnet man chemische Substanzen, die von einem Neuron produziert und abgesondert und dann über *Synapsen* – Kontaktstellen – an andere Neuronen übertragen werden, die dadurch erregt oder gehemmt werden.) Durch diesen Prozess kann es außerdem passieren, dass der Teil des Nervensystems, der Schmerzen entgegenwirkt, versagt und seine Aufgabe nicht mehr erfüllen kann. Je länger solche Schmerzen unbehandelt bleiben, desto mehr Neuronen sind beteiligt, die ihrerseits umso mehr Muskeln in Mitleidenschaft ziehen – und wenn mehr Muskeln betroffen sind, entstehen neue Schmerzen in anderen Bereichen, wodurch wiederum mehr Neuronen in Mitleidenschaft gezogen werden ... und je größer das Problem wird, desto wahrscheinlicher werden die Schmerzen zu einem chronischen Problem. Je schneller der Schmerz behandelt wird, desto geringer ist die Wahrscheinlichkeit, dass er zu einem permanenten Problem wird, weil ausgedehnte Bereiche der Muskulatur geschädigt und Veränderungen des zentralen Nervensystems verursacht worden sind.

Sensibilisierung der gegenüberliegenden Körperseite

Vielleicht werden Sie erstaunt sein zu erfahren, dass der gleiche Bereich auf der gegenüberliegenden Seite Ihres Körpers ebenfalls druckempfindlich ist, wenn auch auf dieser Seite keine Schmerzen auftreten. In über 50 Prozent der Fälle ist die gegenüberliegende Körperseite sogar druckempfindlicher. Sofern es sich nicht um eine neuere Verletzung handelt, werden typischerweise über kurz oder lang beide Körperseiten Symptome zeigen (wenn zum Beispiel der rechte mittlere Bereich des Rückens schmerzt, werden wahrscheinlich auch im linken mittleren Rückenbereich druckempfindliche Stellen entstehen). Aus diesem Grunde behandele ich fast immer beide Seiten, und ich empfehle Ihnen, bei Ihren Selbstbehandlungen ebenso zu verfahren.

Diese Erkenntnis ist durch eine Studie bestätigt worden, bei der die Wissenschaftler nadelförmige Elektroden an der gleichen Stelle auf den gegenüberliegenden Seiten des Halses oder des Rückens platzierten, um die elektrische Muskelaktivität zu erfassen (Audette, Wang & Smith, 2004). Wenn man einen aktiven Triggerpunkt auf der einen Seite des Körpers stimulierte, wurden auf der gegenüberliegenden Seite entsprechende elektrische Muskelaktivitäten ausgelöst. Latente Triggerpunkte produzierten diesen Effekt nicht; auch diese Beobachtung stützt die These von einer Sensibilisierung des zentralen Nervensystems, die allmählich zur Bildung korrespondierender Triggerpunkte auf der gegenüberliegenden Körperseite führt.

1.3 Wie Triggerpunkte entstehen

Triggerpunkte können nach einem plötzlichen Trauma oder einer Verletzung entstehen, oder sie können sich allmählich entwickeln. Zu den häufigsten Ursachen und chronifizierenden Faktoren zählen unbewusste Belastungen, körperliche Verletzungen, ernährungsbedingte Probleme, emotionale Faktoren, Schlafstörungen, akute oder chronische Infektionen, Störungen und Krankheiten von Organen sowie andere Gesundheitsstörungen. Teil II geht im Einzelnen auf diese Ursachen und chronifizierenden Faktoren von Triggerpunkten ein.

Nach heutigem Wissensstand über den Mechanismus, der zur Entstehung von Triggerpunkten führt, liefert die *Energy Crisis Component Theory* (Energiekrisen-Theorie) einen Teil der Erklärung. Das *sarkoplasmatische Retikulum* (muskelbildendes Netzwerk), das Bestandteil jeder Zelle ist, hat die Aufgabe, ionisiertes Calcium zu speichern bzw. auszuschütten. Die Art von Nervenende, die eine Muskelfaser zur Kontraktion veranlasst, wird als *motorische Endplatte* bezeichnet. Ein solcher Nervenendapparat sondert *Acetylcholin* ab, einen Neurotransmitter, der das sarkoplasmatische Retikulum veranlasst, Calcium freizusetzen, woraufhin die Muskelfaser kontrahiert. Wenn die Kontraktion der Muskelfaser nicht mehr notwendig ist, hört das Nervenende bei normaler Funktion auf, Acetylcholin abzusondern, und die Calciumpumpe im sarkoplasmatischen Retikulum transportiert Calcium zurück in das sarkoplasmatische Retikulum. Wenn eine Verletzung stattgefunden hat oder die Acetylcholin-Ausschüttung der motorischen Endplatte erheblich zunimmt, kann vom sarkoplasmatischen Retikulum zu viel Calcium freigesetzt werden, wodurch die maximale Kontraktion eines Muskelsegments herbeigeführt wird, was wiederum zu einem maximalen Energiebedarf und zur Beeinträchtigung der lokalen Durchblutung führt. Wenn die Durchblutung beeinträchtigt wird, erhält die Calciumpumpe nicht den Treibstoff und Sauerstoff, den sie braucht, um Calcium zurück ins sarkoplasmatische Retikulum zu pumpen, sodass die Muskelfaser weiterhin kontrahiert.

Auch das Gewebe an den Enden von Muskelfasern (entweder am Knochen oder an der Stelle, wo der Muskel mit einer Sehne verbunden ist) wird empfindlicher, wenn solche Ansätze durch Kontraktion in der Mitte der Fiber belastet werden (Simons, Travell & Simons, 1999). Wenn das zentrale Nervensystem sensibilisiert worden ist, werden diverse Stoffe freigesetzt: *Histamin* (Gewebshormon, das Weitung und Durchlässigkeit von Blutgefäßen steuert), *Serotonin* (Neurotransmitter, der Blutgefäße kontrahieren lässt), *Bradykinin* (Gewebshormon, das periphere Blutgefäße weitet und die Durchlässigkeit kleiner Blutgefäße erhöht) und *Substanz P* (Neuropeptid, das bei der Regulierung der Schmerzschwelle eine Rolle spielt). Diese Stoffe regen das Nervensystem dazu an, lokal noch mehr Acetylcholin freizusetzen, wodurch zur Aufrechterhaltung des gestörten Zyklus beigetragen wird (Borg-Stein & Simons, 2002). Dieser Teufelskreis setzt sich fort, bis durch eine wie auch immer geartete, von außen kommende Intervention der kontrahierte Teil der Muskelfaser gedehnt wird. Außerdem erhöhen Ängste und nervöse Spannungen die Aktivitäten des *autonomen Nervensystems* (jenem Teil des Nervensystems, das die Ausschüttung von Acetylcholin und die unwillkürlichen Funktionen von Blutgefäßen und Drüsen steuert), wodurch normalerweise Triggerpunkte und die sie begleitenden Symptome verschlimmert werden (Simons, 2004).

1.4 Schlussbemerkungen

Triggerpunkte sind druckempfindlich, und die multiplen Kontrakturen (andauernden Verkürzungen), die den Triggerpunkt bilden, können sich wie kleine Knoten im Muskel anfühlen. Gesunde Muskeln enthalten keine Triggerpunkte und sind nicht druckempfindlich. Wenn Triggerpunkte nicht behandelt werden, kann die Schädigung der Muskelzellen irreparabel werden und sogar langfristige Veränderungen im zentralen Nervensystem herbeiführen, wodurch ein Teufelskreis aus Triggerpunkten, Schmerzen und Muskelschädigungen in Gang gesetzt wird. Triggerpunkte können neben Schmerzen auch andere Symptome verursachen; diesen Umstand sollten Sie berücksichtigen, da er Ihnen helfen kann herauszufinden, welche Muskeln Triggerpunkte enthalten. Dies ist besonders wichtig, wenn das Schmerzfeld von einem häufig anzutreffenden Muster abweicht, wodurch es schwieriger wird, solche Triggerpunkte zu finden.

Das nächste Kapitel geht auf die Behandlung von Triggerpunkten ein und erklärt, unter welchen Umständen Sie einen Arzt konsultieren sollten.

2. Behandlung von Triggerpunkten

Es ist wichtig, Triggerpunkte möglichst frühzeitig zu behandeln, um zu verhindern, dass sie chronische Schmerzen verursachen. Teil III enthält allgemeine Richtlinien zur Selbstbehandlung und beschreibt, wie Sie die an der Entstehung von Kopfschmerzen beteiligten Triggerpunkte behandeln können. Dieses Kapitel erklärt, warum eine möglichst frühzeitige Behandlung wichtig ist; außerdem soll es Ihnen eine Vorstellung davon geben, was Sie von der Behandlung erwarten können und wann Sie einen Arzt konsultieren sollten.

2.1 Kopfschmerzen und Migräne sind behandelbar

Wenn eine Person unter den beschriebenen Beschwerden leidet und schon ihre Eltern ähnliche Probleme hatten, wird häufig angenommen, es liege eine genetische Veranlagung vor. Dann heißt es, man müsse sich damit abfinden und sich daran gewöhnen, mit den Beschwerden zu leben. Zwar ist es richtig, dass Sie mit größerer Wahrscheinlichkeit ebenfalls betroffen sein werden, wenn ein Elternteil unter Migräne leidet, und dass dieses Risiko noch größer ist, wenn beide Eltern Migräne haben; allerdings ist nach heutigem Wissensstand kein biologischer Zusammenhang nachgewiesen, sondern lediglich eine statistische Korrelation. Ganz gleich, ob die Kopfschmerzen eines Menschen genetisch beeinflusst sind oder nicht – ich lege meiner Behandlung nie eine solche Vermutung zugrunde und auch nicht die Annahme, dass seine Beschwerden nicht gelindert werden können –, und zwar auch dann nicht, wenn sie tatsächlich genetisch bedingt sein sollten. Jeder Mensch lernt eine Menge von seinen Eltern – Ernährungsgewohnheiten, sportliche Gewohnheiten, Umgang mit Stress, sogar Körperhaltung und Gestik – und all diese Faktoren können den Gesundheitszustand beeinflussen.

Häufig bekomme ich zu hören, dass ein Therapeut seinen Klienten beispielsweise sagt: „Nun, Sie werden eben älter" oder: „Sie werden sich daran gewöhnen müssen, damit zu leben." Wie deprimierend! Ich gehe nie davon aus, dass ich einem Menschen nicht helfen kann oder dass ich ihn nicht an jemanden verweisen könnte, der helfen kann, zum Beispiel ein Chiropraktiker, ein Arzt, der Naturheilverfahren anwendet, oder ein Chirurg. Tatsächlich habe ich einige ziemlich einfache Fälle behandelt, in denen man dem Klienten gesagt hatte, er müsse sich daran gewöhnen, mit seinen Schmerzen zu leben – und zwar nur, weil der betreffende Arzt nichts über Triggerpunkte wusste oder nicht bereit war, den Hilfesuchenden an einen „alternativen" Heilpraktiker zu überweisen. Zum Glück ändert sich diese Haltung allmählich. Jungen Ärzten wird heute in ihrer Ausbildung ein viel breiteres Wissen über alternative Therapien vermittelt, und manche Ärzte, die ihre Ausbildung schon seit Längerem abgeschlossen haben, finden es interessant, andere Optionen zu erkunden.

Falls Ihnen gesagt wurde, Sie müssten mit Ihren gesundheitlichen Beschwerden leben, sollten Sie trotzdem davon ausgehen, dass Sie Ihren Gesundheitszustand ändern können – zumindest solange Sie nicht sämtliche Therapiemöglichkeiten ausgeschöpft haben.

2.2 Die Wichtigkeit frühzeitiger Behandlung

Immer wieder höre ich Patienten sagen: „Ich habe die ganze Zeit gedacht, das geht von selbst wieder weg." In manchen Fällen verschwinden Symptome nach einigen Tagen und treten nie wieder auf. Aber viel häufiger gilt: Je länger Sie darauf warten, dass die Schmerzen wieder verschwinden, desto mehr Muskeln werden in die Kettenreaktion von chronischem Schmerz und Fehlfunktionen hineingezogen. Ein Muskel schmerzt und bildet Triggerpunkte, und dann beginnt das Schmerzfeld (wo Sie den Schmerz oder andere Symptome spüren) wehzutun und sich zu verhärten und es bildet eigene Satelliten-Triggerpunkte, woraufhin wiederum *diese* Region beginnt, Schmerzen in andere Bereiche auszustrahlen und so weiter. Oder der Schmerz geht vorübergehend zurück, wobei aber die Triggerpunkte nur in einer inaktiven Phase sind und jederzeit wieder aktiv werden und neue Schmerzen oder andere Symptome verursachen können.

Wie in Kapitel 1 beschrieben, werden sich letzten Endes permanente strukturelle Schädigungen der Muskelzellen und die Sensibilisierung des zentralen Nervensystems einstellen. Das Problem wird immer komplexer, je länger Triggerpunkte unbehandelt bleiben. Es wird immer schmerzhafter, hinderlicher und frustrierender, und seine Behandlung erfordert immer mehr Zeit und Geld. Darüber hinaus wird eine vollständige Heilung immer unwahrscheinlicher, je länger Sie mit der Behandlung warten – und es wird immer wahrscheinlicher, dass Ihre Triggerpunkte chronisch und regelmäßig reaktiviert werden.

Durchbrechen des Schmerzzyklus

Sie stellen fest, dass es irgendwo anfängt wehzutun – also verspannen Sie diesen Bereich. Daraufhin werden die Schmerzen noch stärker und der Muskel verspannt sich noch mehr, wodurch der Schmerzkreislauf verstärkt und chronifiziert wird. Jede Intervention, die geeignet ist, Triggerpunkte zu behandeln und chronifizierende Faktoren zu eliminieren, kann hilfreich sein, um den Schmerzzyklus zu durchbrechen: Triggerpunkt-Selbstbehandlung, Stretching, Wärme und/oder Kälte, chiropraktische oder osteopathische Behandlungen, Massage, Ultraschall, Homöopathie, Biofeedback, Triggerpunkt-Injektionen, Beratung oder sogar Schmerzmittel.

Viele Menschen sind erstaunt, wenn sie hören, dass ich den Einsatz von Schmerzmitteln – etwa Aspirin oder Ibuprofen – befürworte, aber dafür gibt es einen einfachen Grund: Alles, was den Schmerzzyklus möglichst schnell durchbricht, kann verhindern helfen, dass die Symptome schlimmer werden oder auf andere Muskeln übergreifen. Außerdem erleichtern Schmerzmittel es Ihnen, die Anfangsphasen der Behandlung zu ertragen, wenn Sie extreme Schmerzen haben. Allerdings sollten Sie sich darüber im Klaren sein, dass ein Nachlassen Ihrer Schmerzen keineswegs bedeutet, dass die Triggerpunkte verschwunden sind. Sie müssen trotzdem eine Behandlung in die Wege leiten, und zwar am besten so schnell wie möglich. Schmerzmittel werden wahrscheinlich Ihre Schmerzen erträglicher machen, aber dennoch müssen Sie die Ursachen des Problems behandeln – es sei denn, Sie betrachten die Einnahme von Schmerzmitteln als langfristige Lösung.

Muskelrelaxanzien (Entspannungsmittel) sind wenig hilfreich für Menschen, deren Schmerzen durch Triggerpunkte verursacht werden, da Muskelkrämpfe nicht die Ursache ihrer Schmerzen sind. Außerdem bewirken solche Mittel zuerst eine Entspannung der Muskeln, die für eine schützende *Schienung* sorgen (die Muskeln, die kontrahieren, um für die geschwächten, die Triggerpunkte enthaltenden Muskeln einzuspringen oder sie zu schützen). Beseitigt man diese Schutzschienung, wird der Triggerpunkte enthaltende Muskel stärker belastet, was zu stärkeren Schmerzen führt.

Wie die Triggerpunkt-Therapie funktioniert

Durch Massage und Selbstbehandlung von Triggerpunkten werden die betroffenen Muskelzellen wieder in die Lage versetzt, Sauerstoff und Nährstoffe aufzunehmen und Stoffwechsel-Abfallprodukte abzubauen – der normale Zellstoffwechsel. Wenn man Druck auf Triggerpunkte ausübt und dadurch den ohnehin vorhandenen Schmerz ein bisschen verstärkt, bewirkt man außerdem, dass der Körper schmerzstillende Hormone – zum Beispiel Endorphine – freisetzt, wodurch der Schmerzzyklus durchbrochen wird.

2.3 Wie lange dauert die Therapie?

Wenn jemand eine Behandlung beginnt, werde ich häufig gefragt: „Wie lange wird die Therapie dauern?" Meine generelle Faustregel: Je länger Sie bereits Beschwerden haben und je mehr Gesundheitsprobleme (beliebiger Art) bei Ihnen bestehen, desto mehr Muskeln werden betroffen sein – was bedeutet, dass die Behandlung komplexer sein und länger dauern wird. Wenn Sie völlig gesund sind und lediglich vor Kurzem eine kleinere Verletzung erlitten haben, brauchen Sie vermutlich keine langfristige Therapie.

Wichtige Faktoren, die Ihre Heilung beeinflussen, ergeben sich bei der Beantwortung der Fragen, wie diszipliniert Sie sich selbst behandeln, wie zutreffend Sie Ihre chronifizierenden Faktoren erkennen (darauf wird in Teil II näher eingegangen) und inwieweit es Ihnen gelingt, sie zu eliminieren. Wie bereits in der Einführung erwähnt, verbessert sich meiner Erfahrung nach der Zustand von Betroffenen, die sich neben professionellen wöchentlichen Behandlungen auch zu Hause selbst behandeln, mindestens fünfmal so schnell wie bei Klienten, die ausschließlich professionell behandelt werden. Travell und Simons haben es so formuliert: „Behandlungen, die *an* dem Patienten vorgenommen werden, sollten minimiert werden; stattdessen sollte man sich darauf konzentrieren, dem Patienten zu vermitteln, was er *selbst* tun kann ... Je erfolgreicher ein Patient [seine Symptome] beherrschen kann, desto besser wird es ihm gehen, sowohl körperlich als auch emotional" (1992, S. 549).

Normalerweise kann ich für meine Patienten nach zwei oder drei Sitzungen ziemlich gut einschätzen, wie viele Behandlungen sie brauchen werden, und zwar aufgrund dessen, wie ihr allgemeiner Gesundheitszustand ist, wie sich ihre Muskeln für mich anfühlen, wie diszipliniert sie sich selbst behandeln und an ihren chronifizierenden Faktoren arbeiten und in welchem Maße sich ihr Zustand in den ersten Therapiewochen verbessert hat (oder nicht). Wenn Sie sich von einem Therapeuten behandeln lassen, bitten Sie nach einigen Wochen um eine Einschätzung, über welchen Zeitraum und wie häufig Sie vermutlich zur Behandlung werden kommen müssen.

Bei einigen wenigen Betroffenen verschlimmern sich die Symptome zunächst, bevor sich ihr Zustand verbessert, zumeist in komplexen Fällen. Oder die schmerzenden Bereiche können wandern, oder Sie könnten den Eindruck haben, der Schmerz sei gewandert, weil die am schlimmsten betroffenen Bereiche sich gebessert haben und Ihnen nun andere, weniger stark betroffene Bereiche mehr auffallen. Ich empfehle Ihnen, die Behandlung konsequent fortzusetzen. Wenn Sie die Selbstbehandlungen unangenehm finden, versuchen Sie Wege zu finden, das Unbehagen zu reduzieren, zum Beispiel indem Sie sich weniger häufig behandeln oder weniger Druck ausüben. Es kann nützlich sein, Ihre Schmerzen und anderen Symptome in einem Tagebuch oder in anderer Form zu protokollieren. Kapitel 9 enthält Grafiken, die Sie fotokopieren und verwenden können, um Ihre Schmerzen zu dokumentieren. Dadurch können Sie feststellen, ob Sie Fortschritte machen, und zwar auch dann, wenn Sie keine Veränderung Ihrer Symptome wahrnehmen. Versuchen Sie darüber hinaus, von nahestehenden Personen Feedback zu erhalten – häufig werden sie Fortschritte in Ihrer Mobilität und Ihrem Aktivitätsniveau feststellen, die Ihnen selbst gar nicht bewusst sind.

Ich habe nur einige wenige Fälle erlebt, in denen es mir nicht gelungen ist, einem Patienten zu helfen. In diesen Fällen waren die Betroffenen von einem Therapeuten zum anderen gezogen, ohne dass ihnen geholfen werden konnte, und waren dadurch (verständlicherweise) so frustriert, dass sie nur einige wenige Male bei mir zur Behandlung erschienen, bevor sie aufgaben – *obwohl ihr Zustand sich verbessert hatte*. Wie erwähnt kommt es in komplexen Fällen vor, dass es einem Patienten zunächst ein bisschen schlechter geht, bevor sich sein Zustand bessert, worauf er versucht sein kann, in der Anfangsphase der Therapie zu leicht aufzugeben. Ich empfehle Ihnen, jeder Therapie, mit der Sie es versuchen, eine gewisse Zeit zu geben, bevor Sie den Schluss ziehen, dass sie nicht anschlägt – und zwar auch dann, wenn Ihr Zustand sich anfänglich verschlechtert. Die meisten Therapeuten haben zahlreiche Behandlungsverfahren in ihrem Repertoire, und wenn etwas nicht funktioniert, können sie etwas anderes versuchen. Geben Sie ihnen einfach etwas Zeit, um Ihren Körper kennenzulernen und zu beobachten, wie Sie ihn einsetzen. Wenn allerdings ein Therapeut kein Interesse zeigt oder nicht genug Zeit für Sie hat, dann sollten Sie unbedingt nach einem anderen suchen, dem etwas daran liegt, Ihnen zu helfen.

2.4 Wann sollten Sie einen Arzt konsultieren?

Falls Ihnen die in diesem Buch beschriebenen Selbsthilfetechniken keine Linderung verschaffen, sollten Sie einen Arzt aufsuchen. Es kann sein, dass Ihre Kopfschmerzen oder die Schmerzen, die von einer Kraniomandibulären Dysfunktion (CMD) herrühren, von etwas anderem als Triggerpunkten verursacht oder verstärkt werden. Röntgenuntersuchungen und andere Diagnoseverfahren können Probleme aufzeigen, die Kopfschmerz verursachen, zum Beispiel einen Riss im Zahn, anatomische Anomalien oder Nervenwurzelreizungen. Von Triggerpunkten ausgestrahlte Symptome können anderen, schwerwiegenderen Problemen ähneln oder mit ihnen zusammen auftreten. Es kann eingehende Untersuchungen erfordern, die Ursache des Problems herauszufinden und zu ermitteln, wie es am wirkungsvollsten behandelt werden kann.

Sie sollten sofort einen Arzt konsultieren, um schwerwiegende gesundheitliche Probleme auszuschließen, falls Sie Schmerzen im Kopf in Verbindung mit einem oder mehreren der folgenden Symptome haben:

- Ihre Schmerzen setzen plötzlich ein oder sie haben nach einer Kopfverletzung begonnen.
- Ihre Schmerzen dauern länger als ein paar Tage an.
- Ihre Schmerzen sind stärker als frühere Kopfschmerzen, oder die Symptome sind anders (solche Veränderungen können ein Hinweis auf eine andere, gravierendere Ursache sein).
- Ihre Kopfschmerzen haben nach Erreichen des 50. Lebensjahres begonnen.
- Ihre Kopfschmerzen werden begleitet von Nackensteife, Fieber, Anfällen, Konvulsionen, Sehtrübungen oder anderen Veränderungen des Sehvermögens, Augenschmerzen, Ohrenschmerzen, Schwindelgefühl, Geistesverwirrung, Desorientierung, Konzentrationsschwäche, Sprechschwierigkeiten, Benommenheit oder Muskeltaubheit, -prickeln oder -schwäche.
- Ihre Kopfschmerzen werden durch Husten, Bücken oder Liegen ausgelöst.
- Ihre Kopfschmerzen verursachen starke Übelkeit oder Erbrechen.

Hoffentlich kann Ihr Arzt gravierende Probleme ausschließen. Falls bei Ihnen Kopfschmerz, Migräne oder CMD-Schmerz diagnostiziert wurde, können Sie wahrscheinlich Ihre Schmerzen erheblich lindern oder ganz beseitigen, indem Sie sowohl Ihre Triggerpunkte selbst behandeln als auch an den chronifizierenden Faktoren arbeiten und sie eliminieren. Unabhängig davon, zu welch einer Diagnose ein Arzt oder Zahnarzt für Sie kommen mag, folgt meine Behandlung stets denselben allgemeinen Grundsätzen: Ich versuche, möglichst alle Krankheitsursachen zu erkennen und zu beseitigen, und ich behandle die Triggerpunkte.

2.5 Schlussbemerkungen

Die wichtigste Erkenntnis, die Sie aus diesem Kapitel mitnehmen sollten, lautet, dass Sie nicht notwendigerweise mit Ihren Schmerzen leben müssen. Es gibt verschiedene Therapieansätze, auch wenn ihr derzeitiger Therapeut nicht sämtliche Optionen kennt. Schmerzmittel – wie zum Beispiel Ibuprofen – und die Anwendung von Wärme oder Kälte können dazu beitragen, den Schmerzzyklus zu durchbrechen, aber sie sind kein Ersatz für eine Behandlung Ihrer Triggerpunkte und die Beseitigung von chronifizierenden Faktoren. Die Dauer der Behandlung hängt von Ihrem persönlichen Gesundheitszustand ab und davon, wie lange Sie Ihre Beschwerden bereits haben und wie engagiert Sie sich selbst behandeln und chronifizierende Faktoren ermitteln und beseitigen. Möglicherweise wird es Ihnen zunächst schlechter gehen, bevor Ihr Zustand sich verbessert. Falls Sie mindestens eines der oben genannten Symptome feststellen oder die in diesem Buch beschriebenen Selbsthilfetechniken Ihnen nicht helfen, sollten Sie einen Arzt konsultieren.

Im nächsten Kapitel werde ich auf verschiedene Arten von Kopfschmerz eingehen und beschreiben, welche Rolle Triggerpunkte als Ursache und als chronifizierende Faktoren von Kopfschmerzen spielen.

3. Kopfschmerzen und Migräne

Die meisten Menschen haben schon einmal Kopfschmerzen gehabt. Manche Leute haben vielleicht häufig genug Kopfschmerzen, um sich davon belästigt zu fühlen, aber ihre Kopfschmerzen sind eher eine Unannehmlichkeit. Für andere Menschen sind ihre Kopfschmerzen eine leichte oder auch sehr schwere Behinderung. Da Sie dieses Buch lesen, gehören Sie wahrscheinlich zur letzteren Kategorie. Allein in den Vereinigten Staaten leiden über 45 Millionen Menschen unter chronischen Kopfschmerzen – ein Sechstel der Bevölkerung (Cleveland Clinic, 2007). Kopfschmerzen treten in verschiedenen Ländern unterschiedlich häufig auf. Der deutschen Migräne- und Kopfschmerzgesellschaft zufolge treten in Deutschland täglich etwa 350.000 Migräneanfälle auf.

3.1 Symptome und Ursachen von Kopfschmerz

Der Begriff Kopfschmerz ist definiert als Schmerz, der in einem oder mehreren Bereichen des Kopfes oder Nackens auftritt. Etwa 90 Prozent aller Kopfschmerzen fallen in eine von drei Kategorien: Spannungskopfschmerz, Migräne oder Cluster-Kopfschmerz (auch als Bing-Horton-Neuralgie, Histaminkopfschmerz oder Erythroprosopalgie bekannt). Die restlichen zehn Prozent sind der Kategorie Begleit- oder Sekundärkopfschmerz zuzuordnen (Healthcommunities.com, 2002).

Spannungskopfschmerz

Spannungskopfschmerzen sind die am weitaus häufigsten auftretende Art von Kopfschmerz. Migränepatienten leiden typischerweise zwischen ihren Migräneanfällen auch unter Spannungskopfschmerz.

Symptome von Spannungskopfschmerz

Spannungskopfschmerzen treten zumeist auf beiden Seiten des Kopfes auf und können zwischen einer halben Stunde und mehreren Tagen – oder länger – andauern. Normalerweise sind sie durch einen leichten bis moderaten Druckschmerz gekennzeichnet oder durch einen dumpfen, anhaltenden Schmerz, obwohl solche Schmerzen auch sehr stark sein können. Sie können zu Schlafstörungen führen. Sie werden nicht von den zusätzlichen, im Folgenden aufgeführten Symptomen begleitet, die für Migräne typisch sind. Frauen leiden häufiger unter Spannungskopfschmerz als Männer.

Ursachen von Spannungskopfschmerz

Die häufigsten Ursachen von Spannungskopfschmerz sind Probleme der Muskulatur und damit zusammenhängende Haltungsprobleme. Spannungskopfschmerz wird häufig durch Stress, Ängste, Depressionen, Ermüdung, Lärm oder grelles Licht verstärkt, aber er kann auch mit Arthritis, Bandscheibenproblemen oder degenerativen Knochenerkrankungen im Nacken oder in der Wirbelsäule zusammenhängen.

Kraniomandibuläre Dysfunktion (CMD) kann ebenfalls Spannungskopfschmerz verursachen. Die beiden Kiefergelenke (*A. temporomandibularis*), die sich jeweils unmittelbar vor Ihren Ohren befinden, sind die Scharniergelenke, die es Ihnen ermöglichen, den Kiefer zu öffnen. Eine 1983 durchgeführte Studie hat ergeben, dass Versuchsteilnehmer mit CMD doppelt so häufig Kopfschmerzen bekamen wie Mitglieder der nicht von CMD betroffenen Kontrollgruppe (Kemper & Okeson, 1983). Unter den Probanden beider Gruppen, die unter Kopfschmerz litten, traten die Kopfschmerzen bei denjenigen mit CMD häufiger auf und waren stärker. Tatsächlich sind Kopfschmerzen bei Menschen mit einer CMD das häufigste Symptom. Dabei handelt es sich gewöhnlich um Spannungskopfschmerz, gelegentlich aber auch um eine Kombination aus Migräne und Spannungskopfschmerz.

Eine 1996 durchgeführte Studie hat gezeigt, dass bei Probanden, die gebeten wurden, für längere Zeit die Zähne zusammenzubeißen, 68 Prozent der unter chronischem Spannungskopfschmerz leidenden Teilnehmer akute Kopfschmerzen bekamen; in der nicht von chronischem Kopfschmerz betroffenen Kontrollgruppe wurden dagegen durch dieses Verhalten nur bei 16 Prozent der Probanden Kopfschmerzen ausgelöst (Jensen & Olesen, 1996). Wenn die Muskulatur im Mund und im Mundbereich auf Triggerpunkte behandelt wird, nehmen Kopfschmerzsymptome normalerweise ab.

In Kapitel 4 wird ausführlich auf die Probleme, die mit einer CMD zusammenhängen, eingegangen.

Triggerpunkte und zentrale Sensibilisierung bei Spannungskopfschmerz

Eine von Lars Bendtsen (2000) durchgeführte Studie bestätigte die Rolle von zentraler Sensibilisierung bei chronischem Spannungskopfschmerz. In einer Gruppe von Probanden, die alle unter chronischem Spannungskopfschmerz litten, wurde jeder Teilnehmer gebeten, die Schmerzintensität anzugeben, während seine Muskeln im Nacken und auf dem Kopf gedrückt wurden. Bestimmte Muskeln waren druckempfindlich, obwohl der Proband zu diesem Zeitpunkt keine Kopfschmerzen hatte.

Bendtsen stellte die Hypothese auf, dass die anhaltenden Einwirkungen von Triggerpunkten letztlich zu einer zentralen Sensibilisierung in bestimmten Bereichen der Wirbelsäule und des Hirnstamms führen, die wiederum weitere Veränderungen in den betroffenen Muskeln bewirken – ein sich selbst erhaltender Kreislauf, der periodisch auftretende Kopfschmerzen zu chronischem Kopfschmerz werden lässt. Auf diese Weise kann sich der Zyklus aus Triggerpunkt-Einwirkung und zentraler Sensibilisierung aufrechterhalten und von sich aus verstärken – sogar dann, wenn der ursprüngliche, die episodischen Kopfschmerzen auslösende Faktor eliminiert wird. Bendtsen berichtet außerdem von einer anderen Studie, die zeigte, dass Versuchsteilnehmer mit chronischem Spannungskopfschmerz eher als gesunde Kontrollprobanden Schmerzen in ihrem Körper empfinden und eine niedrigere Schmerzschwelle haben (Bendtsen, 2000). Das bedeutet, dass die wie auch immer geartete Ursache der niedrigeren Schmerzschwelle bei manchen Menschen womöglich auch dazu führt, dass sie chronische Kopfschmerzen haben.

Migräne

Migräne setzt normalerweise im Alter zwischen zehn und 35 Jahren ein und lässt nach dem 50. Lebensjahr wieder nach. Die Häufigkeit von Migräneanfällen variiert stark, sie können selten bis zu mehrmals pro Monat auftreten. Etwa jeder zehnte Mensch entwickelt Migräne, und ungefähr 75 Prozent von ihnen sind Frauen (American Medical Association, 1989). Bei manchen Frauen treten die entsprechenden Symptome unmittelbar vor oder während ihrer Periode (Menstruation) auf, was einen hormonalen Einfluss anzeigt.

Symptome von Migräne

Migräneartiger Kopfschmerz ist durch pochende, hämmernde oder pulsierende Schmerzen gekennzeichnet, die von einigen Stunden bis zu mehreren Tagen anhalten können. Die Schmerzintensität allein ist kein Migränesymptom, da Spannungskopfschmerz ebenso schmerzhaft oder gar noch schmerzhafter als Migräne sein kann, und manchmal zeigt Migräne überhaupt keinen Kopfschmerz als Symptom. Bei manchen Menschen pulsiert der Schmerz nicht oder verändert sich in seinen Eigenschaften. Migräneschmerz tritt häufig nur auf einer Seite des Kopfes auf, er kann aber auch auf beiden Seiten auftreten oder zwischen den Seiten hin- und herwandern. Der Schmerz kann durch Bewegung, Husten, Belastung oder Senken des Kopfes verstärkt werden.

Migräne wird gewöhnlich von einem oder mehreren der folgenden Symptome begleitet: Übelkeit, Erbrechen, Depressionen, Schlafstörungen, Empfindlichkeit im Bereich des Nackens und der Kopfhaut, kalte und schweißfeuchte Hände und Füße und/oder eine Überempfindlichkeit für Licht, Geräusche und Gerüche. Manchmal wird Migräne von Durchfall, häufigem Harndrang, Fieber, Frösteln, Anschwellen des Gesichts, Reizbarkeit und Müdigkeit begleitet. Einer Migräne können Konzentrationsschwäche, Stimmungsschwankungen oder eine ungewöhnliche Wassereinlagerung vorausgehen.

Migräne kann von einer sogenannten Aura begleitet werden; meistens ist das jedoch nicht der Fall. Eine Migräne ohne Aura wird als gewöhnliche Migräne bezeichnet. Falls eine Aura auftritt, äußert sie sich zumeist visuell und geht der Migräne um zehn bis 30 Minuten voraus. Betroffene vergleichen sie häufig mit dem Blick durch ein Kaleidoskop – sie sehen Zickzacklinien, hell glänzende Lichterscheinungen, wellenförmige optische Eindrücke oder Halluzinationen. Sie können Sehtrübungen erleben, Augenschmerzen, vorübergehende Blindheit oder blinde Flecken. Eine Aura kann auch nonvisuell sein und sich dann in Form von Schwindelgefühlen, Vertigo (Drehschwindel), Sprech- oder Sprachanomalien, matten Bewegungen und Prickel- oder Taubheitsgefühlen in Gesicht, Zunge oder Gliedmaßen äußern. Eine Aura kann auf nur einer Seite auftreten, auch dann, wenn die Kopfschmerzen auf beiden Seiten vorhanden sind, oder sie kann auf der entgegengesetzten Seite eines einseitigen Kopfschmerzes auftreten.

Migränesymptome sind in den meisten Fällen sehr behindernd, und der Betroffene fühlt sich schwach, erschöpft und leidet unter Übelkeit, wenn der Migräneanfall abgeklungen ist. Patienten mit häufiger Migräne leiden zwischen ihren Migräneattacken häufiger unter Spannungskopfschmerz als Menschen mit selten auftretender Migräne.

Ursachen von Migräne

Obwohl es Theorien über die Ursachen von Migräne gibt, ist der genaue Mechanismus ihrer Entstehung bisher nicht bekannt. In den meisten Studien wurde versucht, Migräne durch einen bestimmten kausalen Faktor zu erklären, ohne jedoch eine Erklärung für die Komplexität der Symptome und klinischen Beobachtungen zu liefern. Wahrscheinlich kommen mehrere, unterschiedlich stark wirkende Faktoren zusammen, woraus sich eine charakteristische Symptomatik für *jede* Art von Kopfschmerz ergibt. Zu diesen Wirkfaktoren zählen Triggerpunkte in der Muskulatur, emotionale Reize, die über das limbische System (einen Bereich des Gehirns) verstärkte Muskelkontraktionen auslösen, sowie Stoffe – zum Beispiel biochemische Substanzen wie Serotonin und andere Botenstoffe –, die sich auf die Blutgefäße und andere Arten von Hirngewebe auswirken (*Blutkreislauf-Wirkfaktoren*) und dort Entzündungen und Schwellungen verursachen, die zu Kopfschmerzen führen.

Es ist die Hypothese aufgestellt worden, dass die Summe der Blutkreislauf-Wirkfaktoren in Verbindung mit den Einwirkungen von Triggerpunkten und emotionalen Reizen bedingen, ob Schmerz zu den Symptomen zählt und wie stark er gegebenenfalls ist. So ließe sich erklären, warum manche Menschen Triggerpunkte haben oder emotionale Belastungen ertragen können, ohne unter Kopfschmerzen oder Migräne zu leiden, während andere starke Kopfschmerzen bekommen. Menschen, die zu gleichzeitig auftretenden Migräneanfällen und Spannungskopfschmerz neigen, sind häufig sehr starken emotionalen Faktoren ausgesetzt. Möglicherweise liegt auch Drogenmissbrauch vor (Olesen, 1991).

Auslöser von Migräne

Zu den bekannten Migräneauslösern zählen Alkoholkonsum, Rauchen und Passivrauchen, Wetterumschwünge, Allergien, Höhenveränderungen, Jetlag, hormonelle Veränderungen, Stress, grelles Sonnenlicht,

Blitzlichter, Verstopfung, manche Medikamente, Antibabypillen, Hormonersatzpräparate, starke Gerüche wie zum Beispiel Benzindunst, manche Parfüms und Eau de Cologne sowie Nahrungsmittel, die Koffein, Glutamat oder Nitrate enthalten (zum Beispiel verarbeitete Fleischwaren, Speck und Hotdogs). Mangelhafte Ernährung, Wasser-, Schlaf- und Bewegungsmangel können ebenfalls Migräne auslösen.

Triggerpunkte und Migräne

Eine Studie hat gezeigt, dass Triggerpunkte womöglich eine weit wichtigere Rolle bei der Chronifizierung von Migräne spielen als zuvor angenommen (Calandre et al., 2006). In dieser Studie wurden Patienten einer Kopfschmerzklinik, die häufig unter Migräne litten, sowohl mit ambulanten Patienten mit selteneren Migräneanfällen als auch mit gesunden Kontrollprobanden verglichen, bei denen schlimmstenfalls hin und wieder Spannungskopfschmerzen auftraten. Die Wissenschaftler untersuchten bestimmte Muskeln auf Triggerpunkte und stellten fest, dass 93,9 Prozent der Migräne-Probanden Triggerpunkte mit Schmerzfeldern aufwiesen, die ihren Migräneschmerzen und anderen Symptomen entsprachen. Dagegen zeigten nur 29 Prozent der gesunden Probanden Schmerzen, die in dieselben Bereiche ausgestrahlt wurden, und diese Schmerzen waren nicht typisch migräneartig. Durch Ausüben von Druck auf die Triggerpunkte der Migräne-Probanden konnten die Lokalität des Schmerzes, seine pochende Qualität, Licht- und Geräuschempfindlichkeit sowie andere Symptome, die bei der jeweiligen Person häufig auftraten, reproduziert werden. Bei 30,6 Prozent der Migräne-Probanden verursachte Druck auf ihre Muskeln mit Triggerpunkten tatsächlich eine ausgewachsene Migräne, die eine sofortige Behandlung notwendig machte.

Die Wissenschaftler stellten Folgendes fest: Je länger die Migräne-Vorgeschichte war und je häufiger die Anfälle auftraten, desto größer war die Anzahl der Triggerpunkte, die in der Muskulatur der betreffenden Person gefunden wurden. Etwa 74 Prozent der Triggerpunkte wurden in den Schläfenmuskeln (*M. temporalis*) und der subokzipitalen (unter dem Hinterhaupt liegenden) Muskulatur gefunden. In anderen Muskeln wurden meist nur dann weitere Triggerpunkte gefunden, wenn der Proband bereits seit geraumer Zeit mindestens fünf Triggerpunkte hatte. Das bedeutet: Je länger Migräne und Triggerpunkte nicht behandelt werden, desto mehr Triggerpunkte bilden sich und desto häufiger wird sich Migräne einstellen – ein sich selbst erhaltender Zyklus. (Anmerkung: Aus einem mir unbekannten Grunde wurde es in dieser Studie unterlassen, den Kopfwendermuskel [*M. sternocleidomastoideus*] auf Triggerpunkte zu untersuchen; dadurch hätte man einen noch engeren Zusammenhang zwischen Triggerpunkten sowie Migräne und Kopfschmerz festgestellt. Außerdem hätte man wahrscheinlich im Kopfwendermuskel mehr Triggerpunkte gefunden als in anderen Muskeln.)

Triggerpunkte können neben dem ausgestrahlten Schmerz zahlreiche andere Symptome verursachen, zum Beispiel Schwindelgefühl, Vertigo (Drehschwindel), Durchfall, Menstruationsschmerzen, Koliken, Herzklopfen und andere Beschwerden. In Kenntnis dieses Umstandes mutmaßten die Wissenschaftler, dass Triggerpunkte selbst für Veränderungen der Nerven und Blutgefäße im Gehirn verantwortlich sein könnten, anstatt notwendigerweise das Gefäßsystem als ein separates und eigenständiges Wirksystem zu betrachten. Diese Theorie erscheint plausibel in Anbetracht dessen, dass die Ausübung von Druck auf Triggerpunkte schmerzfreie Migränesymptome erzeugen und sogar einen Migräneanfall auslösen kann, dass durch die Behandlung von Triggerpunkten – wenn sie früh genug durchgeführt wird – eine Migräne verhindert oder beendet werden kann, und in Anbetracht dessen, dass eine größere Anzahl von Triggerpunkten mit häufigeren Migräneanfällen und der Länge der Migräne-Vorgeschichte korreliert.

Was war also zuerst da? Führten in bestimmten Muskeln vorhandene Triggerpunkte zur Entstehung von Migräne und setzten dann einen sich selbst erhaltenden Zyklus in Gang oder kam die Migräne zuerst und führte zur Entstehung einer wachsenden Zahl von Triggerpunkten? Wie dem auch sei – diese Entdeckung ist sehr ermutigend, da sie bedeutet, dass Triggerpunkte erheblichen Einfluss auf die Linderung oder Heilung von Migräne haben können.

Andere Migränearten

Es gibt einige Migränearten, die in der Regel nicht durch Triggerpunkt-Selbsthilfetechniken gelindert werden können. Doch auch in diesen Fällen sollten Sie sich den Abschnitt über chronifizierende Faktoren durchlesen und eventuell vorhandene Faktoren beseitigen. Eine *kopfschmerzfreie* Migräne wird von einer Aura begleitet, verursacht aber keine Schmerzen. Eine *Migraine ophtalmoplégique* beginnt in den Augen und wird von Erbrechen, herabhängenden Augenlidern und einer Lähmung der für die Augenbewegungen verantwortlichen Nerven begleitet. Die *Basilararterienmigräne*, von der zumeist junge Menschen betroffen sind, ist durch starke Kopfschmerzen, Vertigo (Drehschwindel), Doppelsehen, undeutliches Sprechen und mangelnde Koordination der Muskeln gekennzeichnet. Die *Karotidynie*, die häufiger bei älteren Menschen auftritt, erzeugt einen tief sitzenden Schmerz im Kiefer oder Nacken, der entweder dumpf und quälend oder stechend ist und zumeist von Überempfindlichkeit und einer Schwellung über der Halsschlagader (*A. carotis*) im Bereich des Halses begleitet wird. Ein *Status migraenosus* ist eine seltene Migräneart, die durch starke, über 72 Stunden anhaltende Schmerzen gekennzeichnet ist und eine stationäre Behandlung notwendig machen kann.

Cluster-Kopfschmerz

Von Cluster-Kopfschmerzen sind zumeist Männer im Alter zwischen 20 und 40 Jahren betroffen. Sie setzen plötzlich ein und treten in Form heftiger, periodisch gehäufter Attacken über mehrere Tage, Wochen oder Monate auf und verschwinden dann wieder. Sie können jahreszeitlich oder in unregelmäßigen Abständen wiederkehren.

Symptome von Cluster-Kopfschmerz

Cluster-Kopfschmerz setzt meistens innerhalb von zwei oder drei Stunden nach dem Einschlafen ein, in einer REM-Phase, wenn der Betroffene träumt. Der Schmerz ist typischerweise stetig und fühlt sich stechend, brennend oder bohrend an, tritt auf einer Seite des Kopfes auf, im Auge oder im Bereich des Auges, kann sich aber auch auf eine ganze Gesichtsseite erstrecken, vom Hals bis zu den Schläfen. Der Schmerz wird schnell stärker und erreicht innerhalb von fünf bis zehn Minuten ein Maximum, das zwischen 30 Minuten und zwei Stunden anhält. Es kann von einem geröteten Gesicht begleitet werden. Eine laufende oder verstopfte Nase, Schwellungen im Bereich des Auges oder darunter oder ein rotes oder tränendes Auge mit verengter Pupille können ebenfalls auftreten, zumeist auf derselben Seite wie der Kopfschmerz.

Ursachen und Auslöser von Cluster-Kopfschmerz

Alkohol, Rauchen oder Medikamente, die die Blutgefäße erweitern oder verengen, sind als Auslöser von Cluster-Kopfschmerzen bekannt, was darauf hindeutet, dass Veränderungen in den Wänden der Blutgefäße im Kopf und/oder im Bereich rund um die Augen zumindest teilweise verantwortlich sind. Dies könnte auf eine plötzliche Histamin- oder Serotoninausschüttung durch Körpergewebe zurückzuführen sein (Histamin wird bei allergischen Reaktionen ausgelöst, aber daneben könnte es auch andere Auslöser geben).

Ein Forscherteam stellte fest, dass 81 Prozent der Cluster-Kopfschmerz-Patienten außerdem unter Schlafapnoe litten – ein Zustand, bei dem der Betroffene im Schlaf für zehn Sekunden oder länger aufhört zu atmen (Graff-Radford & Newman, 2004). Das mag erklären, warum die Behandlung mit zusätzlichem Sauerstoff den Cluster-Kopfschmerz bei manchen Patienten lindern kann – vor allem wenn diese Kopfschmerzen überwiegend nachts auftreten. Die meisten Betroffenen wissen nicht, dass sie unter Schlafapnoe leiden. Zu deren Symptomen zählen übermäßige Müdigkeit am Tag, Konzentrationsschwierigkeiten und mangelhaftes Erinnerungsvermögen. Falls Sie unter Cluster-Kopfschmerz leiden, sollten Sie sich auf Schlafstörungen untersuchen lassen.

Bitte beachten Sie, dass die Auslöser und Ursachen von Cluster-Kopfschmerzen die gleichen sind wie einige der Auslöser und Ursachen von Migräne und von Triggerpunkten. Sauerstoffmangel in Muskelzellen spielt als Ursache von Cluster-Kopfschmerz eine Rolle, und außerdem aktiviert er Triggerpunkte. Obwohl die Rolle von Triggerpunkten bei der Aktivierung und Chronifizierung von Cluster-Kopfschmerz noch nicht untersucht wurde, wirken sich die Behandlung von Triggerpunkten und die Beseitigung von chronifizierenden Faktoren häufig positiv auf Cluster-Kopfschmerzen aus.

Kopfschmerzen durch Verletzungen

Halsverletzungen sind die häufigste Ursache von Kopfschmerzen als Folge eines Unfalls. In einer Studie mit Patienten, die bei Auffahrunfällen Verletzungen erlitten hatten, berichteten 62 Prozent der Teilnehmer, innerhalb von sechs bis 72 Stunden nach dem Unfall Schmerzen im Halsbereich bekommen zu haben, und von diesen Betroffenen gaben 82 Prozent an, auch unter Kopfschmerzen zu leiden. Zwölf Wochen nach dem Unfall hatten 73 Prozent nach wie vor Kopfschmerzen (Packard, 2002). Selbst Unfälle, die zunächst harmlos erscheinen, können gravierende Schädigungen verursachen; in der Tat gibt es kaum einen Zusammenhang zwischen dem Schaden am Fahrzeug oder der Geschwindigkeit, bei der es zum betreffenden Unfall gekommen war, und der Schwere der Verletzungen an Weichteilen und der Halswirbelsäule. Durch Ausrutschen oder Sturz entstandene Verletzungen können ähnliche Schädigungen wie ein Schleudertrauma verursachen. Schleudertrauma-Verletzungen können zu kraniomandibulärer Dysfunktion führen, sich so auf die Gesichtsmuskulatur auswirken und durch Ausstrahlen Kopfschmerzen verursachen.

Verletzungen können langfristige Schädigungen und anhaltende Probleme verursachen. Da verletztes Gewebe mit dichtem Narben-Bindegewebe repariert wird, fehlt ihm die Stärke und Elastizität des ursprünglichen, normalen Gewebes. Der geschädigte Bereich ist anfällig für neue Verletzungen, weil er geschwächt und in seiner Beweglichkeit eingeschränkt ist, und auch die Muskulatur ermüdet schneller. Schädigungen von Muskulatur, Bändern, Gelenkkapseln und anderem Gewebe im Hals – zum Beispiel im Kopfwender- (*M. sternocleidomastoideus*) oder vorderen Rippenhaltermuskel (*M. scalenus anterior*) – können zu zentraler Sensibilisierung und dadurch zu chronischem Kopfschmerz führen (Packard, 2002).

Obwohl Schleudertrauma-Symptome normalerweise im Laufe einiger Wochen oder Monate nachlassen, leiden bis zu 40 Prozent der Betroffenen unter Symptomen, die länger als sechs Monate anhalten, und ein kleiner Teil von ihnen trägt eine bleibende Behinderung davon (Packard, 2002). Häufig verschwinden solche Symptome nach einer Weile, tauchen aber später wieder auf. Daher empfehle ich Betroffenen, einige Monate zu warten, bevor sie eine Haftungsfreistellungserklärung für die gegnerische Versicherung unterschreiben. So können sie sicher sein, dass das gesamte Ausmaß der Schädigungen bekannt ist, solange eine Haftung für die Kosten diagnostischer und therapeutischer Maßnahmen besteht.

Sowohl für den Patienten als auch für den Therapeuten ist es wichtig zu akzeptieren, dass nach einer schweren Verletzung gewisse Funktionseinschränkungen unvermeidlich sind. Aber auch in solchen Fällen lässt sich meist durch eine Kombination verschiedener Therapien eine deutliche Verbesserung erzielen. Die Selbstbehandlung von Triggerpunkten kann erheblich dazu beitragen, Schmerzen und Funktionseinschränkungen zu reduzieren.

Sekundäre Kopfschmerzen

Ein Kopfschmerz, der auf ein anderes, bereits bekanntes Gesundheitsproblem zurückzuführen ist, wird als *sekundärer Kopfschmerz* bezeichnet. Er kann auf eine Hirngefäßerkrankung zurückzuführen sein, auf einen Tumor, einen Schlag auf den Kopf, eine Infektion, Diabetes, Schilddrüsenerkrankung oder ein Problem mit den Zähnen, Augen oder Ohren – oder ein anderes primäres Leiden. Auch Medikamente können sekundäre Kopfschmerzen verursachen; falls Sie Medikamente einnehmen, sollten Sie Ihren Apotheker fragen, ob das infrage kommt. Die Behandlung von sekundärem Kopfschmerz zielt darauf ab, das primäre Problem zu beheben, aber dessen ungeachtet kann die Behandlung von Triggerpunkten die damit assoziierten Kopfschmerzen lindern.

Manche Kopfschmerzen werden durch Husten ausgelöst, durch sportliche Aktivitäten, einen Orgasmus, Kälte oder große Höhe. Da solche Kopfschmerzen normalerweise nur kurz anhalten und nicht oft auftreten, führen sie sehr selten zur Entstehung von Triggerpunkten und werden daher in diesem Buch nicht behandelt. In solchen Fällen zielt die Behandlung darauf ab, die jeweilige Ursache zu minimieren oder zu beseitigen.

3.2 Hilfe zur Selbsthilfe

Verschiedene Studien haben gezeigt, dass Menschen, die für Kopfschmerzen anfällig sind, beinahe doppelt so häufig wie gesunde Kontrollprobanden Haltungsanomalien zeigen, zum Beispiel eine vorgebeugte Kopfhaltung, und dass sie Triggerpunkte im Nacken haben, besonders in den Subokzipitalmuskeln (*Mm. suboccipitales*; Muskeln unterhalb des Hinterhaupts, auf die in Kapitel 11 ausführlich eingegangen wird). Interessanterweise ist gezeigt worden, dass von Migräne betroffene Menschen ebenso häufig unter Haltungsanomalien leiden und ebenso viele Triggerpunkte an den gleichen Stellen aufweisen wie Patienten mit Spannungskopfschmerz, und zwar auch dann, wenn sie zu einseitiger Migräne neigen (Marcus et al., 1999).

Menschen, die sowohl unter Migräne als auch Spannungskopfschmerz leiden, haben weit häufiger eine größere Anzahl aktiver Triggerpunkte (Marcus et al., 1999). Je mehr aktive Triggerpunkte vorhanden sind, desto häufiger und stärker sind die Kopfschmerzen. Bei einseitigem Kopfschmerz findet sich die Mehrzahl der Triggerpunkte auf derselben Seite wie der Kopfschmerz. Während einer Kopfschmerzattacke – und häufig auch unmittelbar vor und nach den Kopfschmerzen – sind die Triggerpunkte empfindlicher.

Das bedeutet, dass die Wahrscheinlichkeit, dass Triggerpunkte bei den meisten Kopfschmerzen eine wichtige Rolle spielen oder gar die einzige Ursache sind, sehr hoch ist; es gibt Schätzungen, dass die Mehrzahl aller Kopfschmerzbeschwerden zumindest teilweise auf Triggerpunkte zurückzuführen sind (Simons, Travell & Simons, 1999). Die gute Nachricht ist also, dass Sie Ihre Kopfschmerzen wahrscheinlich erheblich lindern oder ganz beseitigen können, indem Sie Ihre Triggerpunkte selbst behandeln und sämtliche chronifizierenden Faktoren möglichst weitgehend erkennen und eliminieren.

3.3 Die Behandlung von Kopfschmerzen durch Triggerpunkt-Therapie

Wenn Sie unter Kopfschmerzen leiden, haben Sie wahrscheinlich Triggerpunkte in Ihren Hals- und Kopfmuskeln, die, wenn sie Druck ausgesetzt werden, Schmerzen dorthin ausstrahlen, wo Sie normalerweise Ihre Kopfschmerzen spüren. Diese Bereiche sind wahrscheinlich auch druckempfindlich. Die Intensität Ihrer Kopfschmerzen entspricht dem Grad der Empfindlichkeit der Muskeln, die den ausgestrahlten Schmerz verursachen. Aller Wahrscheinlichkeit nach verursachen Triggerpunkte in mehreren Hals- und Kopfmuskeln überlappende Schmerzfelder, sodass Sie alle beteiligten Triggerpunkte finden müssen, um nachhaltige Linderung zu erreichen.

Es ist wichtig, Triggerpunkte dann zu behandeln, wenn Sie keine Kopfschmerzen haben. Sie werden trotzdem in der Lage sein, die Triggerpunkte zu finden, und die Behandlungen sollten dazu beitragen, dass ein Kopfschmerz gar nicht erst einsetzt. Warten Sie nicht so lange, bis sie Symptome spüren, die einen Kopfschmerz ankündigen; sobald sich ein schwerer Migräneanfall oder eine andere Art von starken Kopfschmerzen manifestiert, werden Sie keine Lust mehr haben, sich zu bewegen – geschweige denn, sich auf den Weg zu einem Behandlungstermin zu begeben. Außerdem ist die Behandlung durch die erhöhte Empfindlichkeit der Muskeln während eines Kopfschmerzanfalls unangenehmer.

Die meisten Betroffenen machen den Fehler, ihre Behandlung einzustellen, wenn ihre Symptome auf ein niedriges Niveau zurückgegangen sind. Aber das ist zu früh – idealerweise sollten alle Ihre Symptome vollständig beseitigt sein, und Sie sollten eine Zeit lang völlig symptomfrei sein, bevor Sie regelmäßige Selbstbehandlungen oder eine Behandlung durch einen Therapeuten beenden. Und falls Ihre Symptome erneut auftreten, sollten Sie nicht warten, bis sie unerträglich geworden sind, bevor Sie die Behandlung wieder aufnehmen, denn dann würden Ihre Beschwerden nur wieder komplizierter werden und eine längere Behandlungsdauer erforderlich machen. Falls Sie sich für eine Behandlung entscheiden, sollten Sie in der ersten Sitzung alle folgenden Termine für die ersten sechs Wochen vereinbaren. Nach sechs Wochen kann Ihr Therapeut eine Empfehlung für die nächsten sechs Wochen aussprechen.

3.4 Medikamente gegen Kopfschmerz: Sollte man sie nehmen oder nicht?

Die Entscheidung, ob Sie gegen Ihre Kopfschmerzen Medikamente einnehmen wollen oder nicht, sollte sorgfältig abgewogen werden. Wie in Kapitel 2 erwähnt, kann es nützlich sein, anfänglich Schmerzmittel einzunehmen, da sie Ihnen eventuell helfen, den Schmerzzyklus zu unterbrechen. Allerdings können Kopfschmerzmittel Nebenwirkungen haben, zum Beispiel *Rebound-Effekte* – das bedeutet, dass der Kopfschmerz zunächst vielleicht verschwindet, Sie aber durch das Medikament für noch häufigere und heftigere Kopfschmerzattacken prädisponiert werden. Jeder Betroffene, der häufiger als ein- oder zweimal pro Woche ein Kopfschmerzmittel einnimmt – auch rezeptfrei erhältliche Schmerzmittel –, kann von Rebound-Effekten betroffen sein und sollte einen Arzt konsultieren.

Falls Sie sich entscheiden, Medikamente gegen Ihre Kopfschmerzen einzunehmen, sollten Sie Ihren Hausarzt aufsuchen, wenn daraufhin ungewöhnliche Symptome auftreten, zum Beispiel unregelmäßiger Puls, Depressionen, Mattigkeit, extreme Müdigkeit, Schwindelgefühl, Erbrechen, Durchfall, Verstopfung, Magenschmerzen oder -krämpfe, trockener Mund, extremes Durstgefühl, Veränderungen der Hautfarbe oder hartnäckiger Husten.

3.5 Schlussbemerkungen

In diesem Kapitel haben Sie erfahren, welche Arten von Kopfschmerz am häufigsten vorkommen, welche Symptome sie begleiten und auf welche Ursachen sie zurückzuführen sind. Je länger Sie unter Kopfschmerzen leiden und je stärker diese sind, desto größer ist die Wahrscheinlichkeit, dass zentrale Sensibilisierung und Triggerpunkte Ihren Kopfschmerzzyklus in Gang halten, und zwar auch dann, wenn die ursprünglich auslösenden Faktoren nicht mehr vorhanden sind. Wahrscheinlich verursacht eine Kombination aus Triggerpunkten und chronifizierenden Faktoren Ihre Kopfschmerzen und führt dazu, dass diese immer wieder auftreten. Das bedeutet, dass Sie Ihre Kopfschmerzen wahrscheinlich erheblich lindern – und hoffentlich ganz beseitigen – können, indem Sie beides behandeln. Ihre Triggerpunkte sollten Sie nur dann behandeln, wenn Sie keine Kopfschmerzen haben – so wirken Sie darauf hin, dass der Kopfschmerz gar nicht erst einsetzt. Stellen Sie die Behandlungen nicht ein, bevor Sie eine Zeit lang kopfschmerzfrei waren.

Im nächsten Kapitel wird das Kiefergelenk thematisiert sowie die Frage, wie Probleme sowohl im Gelenk als auch in der Muskulatur rings um den Mund zur Entstehung von Kopfschmerzen beitragen können.

4. Kraniomandibuläre Dysfunktion (CMD)

Im vorigen Kapitel haben Sie erfahren, dass Menschen, die unter kraniomandibulären Störungen (CMD) leiden, doppelt so häufig Kopfschmerzen bekommen wie Leute ohne CMD und dass ihre Kopfschmerzen häufiger auftreten und stärker sind (Kemper & Okeson, 1983). Sie haben außerdem gelesen, dass Kopfschmerz bei Menschen mit CMD das häufigste Symptom ist, das meistens in Form von Spannungskopfschmerz auftritt, sich aber auch manchmal als Kombination von Migräne und Spannungskopfschmerz zeigen kann. Selbst wenn Ihnen nicht bewusst ist, dass Sie CMD haben, könnten Triggerpunkte in Ihrem Gesicht, im Bereich rund um den Mund und im Mund selbst mehr oder weniger stark zu Ihren Kopfschmerzen beitragen. Dieses Kapitel soll Ihnen helfen zu beurteilen, ob CMD in Ihrem Fall ein wichtiger Faktor ist und ob Sie einen Zahnarzt konsultieren sollten.

4.1 Das Kiefergelenk

Das Kiefergelenk (*A. temporomandibularis*) unterscheidet sich von anderen Gelenken: Es ist von dichtem, aus Fasern bestehendem Bindegewebe umgeben, das keine Blutgefäße enthält, und die Gelenkscheibe besteht aus der gleichen Gewebeart. Gewebe dieses besonderen Typs ist in der Lage, seine Form zu verändern – es kann sich selbst als Reaktion auf physiologische Belastungen des Gelenks „neu modellieren". Das ist bis zu einem gewissen Punkt auch durchaus nützlich, weil sich das Kiefergelenk auf diese Weise an kleinere Veränderungen in Ihrem Biss anpassen kann; wenn allerdings die Gelenkscheibe aufgrund langfristiger Schädigungen zerfallen ist, kann sie kein Gewebe mehr regenerieren und ist permanent zerstört.

4.2 Symptome und Ursachen von CMD und Triggerpunkten

Kraniomandibuläre Dysfunktion kann in zwei Kategorien eingeteilt werden: Probleme im Gelenk selbst, die durch ungünstige Ausrichtung der Kiefer oder durch Entzündungen entstehen können, sowie unbehandelte Triggerpunkte in der Muskulatur im Mund oder im Bereich des Mundes. Häufig treten diese Faktoren gemeinsam auf, und Triggerpunkte können letztlich zu Veränderungen im Gelenk oder zu einem *Fehlbiss* (Malokklusion) führen, was bedeutet, dass die oberen und unteren Zahnreihen nicht mehr richtig zusammenpassen.

Menschen ohne Bewegungseinschränkungen der Kiefergelenke können mindestens zwei Fingerknöchel (übereinander) zwischen oberer und unterer frontaler Zahnreihe platzieren. Falls Sie das nicht können, haben Sie kein normales Bewegungsausmaß. Falls Ihr Kiefer nach einer Seite abweicht, wenn Sie den Mund öffnen, wird wahrscheinlich die Seite, in deren Richtung er abweicht, Triggerpunkte enthalten. Falls Sie starke Schmerzen empfinden, wenn Sie über dem Gelenk und im darüberliegenden Ohr Druck ausüben, dann ist wahrscheinlich das Gelenk selbst entzündet.

Manche CMD-Störungen schränken das Bewegungsausmaß ein oder verursachen Geräusche – zum Beispiel ein Knacken –, sind jedoch relativ schmerzfrei. Knackgeräusche treten auf, wenn die Gelenkscheibe nicht richtig im Gelenk sitzt, und durch die Fähigkeit des Gelenks, sich neu zu modellieren, wird letzten Endes die Gelenkscheibe ihre Form verändern, was zu einer Kiefersperre (Trismus) und möglicherweise zu Schmerzen führen kann. Veränderungen im Gelenk können mit Entzündung und Osteoarthritis einhergehen. Latente Triggerpunkte äußern sich neben Schmerz auch durch andere Symptome, und daher sollten Sie die mutmaßlichen Triggerpunkte auch dann behandeln, wenn Sie nicht die von aktiven Triggerpunkten verursachten Schmerzen haben.

Triggerpunkte können durch Zusammenbeißen der Zähne oder durch Zähneknirschen verursacht werden, durch Pressen der Zunge gegen Zähne oder Gaumen, durch abnorme Kopf- oder Halshaltung oder durch direkte Gesichtsverletzungen. Häufig können Betroffene sich an ein bestimmtes Ereignis erinnern, das die CMD ausgelöst hat, zum Beispiel das Kauen harter Speisen, ausgiebiges Gähnen, ein Schleudertrauma, ein Stoß ins Gesicht oder eine Zahnbehandlung, zum Beispiel das Entfernen eines Weisheitszahns oder das Tragen einer Zahnklammer.

4.3 Selbsthilfe bei CMD

Triggerpunkte in Ihrer Gesichts-, Hals- und Kopfmuskulatur können Sie leicht selbst behandeln (Teil III enthält ausführliche Informationen dazu). Falls Sie bei einem Therapeuten in Behandlung sind, sollte er unterscheiden zwischen Triggerpunkten, die ausschließlich durch Gelenkprobleme entstanden sind, Myofaszialschmerzen, die ausschließlich auf Triggerpunkte zurückzuführen sind, sowie Triggerpunkte, die durch Gelenkfehlfunktionen chronifiziert werden. Falls Sie Ihre Triggerpunkte selbst behandeln, erleichtern Sie es dadurch wahrscheinlich Ihrem Therapeuten, zwischen Gelenkfehlfunktionen und Triggerpunkt-Schmerzen zu unterscheiden, und Ihre Selbstbehandlungen könnten dazu beitragen, die Gelenkfehlfunktionen zu beheben. Wegen der Möglichkeit bleibender Schädigungen der Gelenkscheibe durch anhaltende Fehlstellung empfiehlt es sich, mit CMD zusammenhängende Triggerpunkte möglichst frühzeitig zu behandeln.

Während Sie Ihre Triggerpunkte behandeln, kann sich Ihr Biss verändern. Falls Sie also eine Aufbissschiene (Knirscherschiene) verwenden oder überlegen, sich eine anfertigen zu lassen, sollten Sie damit warten, bis Ihre Triggerpunkttherapie bereits seit mehreren Wochen andauert, da Sie andernfalls möglicherweise sehr bald eine neue brauchen. Eine Aufbissschiene kann zwar nicht verhindern, dass Sie mit den Zähnen knirschen, aber sie schützt Ihre Zähne und verringert die Belastung der beteiligten Muskeln. Die weichen Kunststoff-Knirscherschienen, die man rezeptfrei in Apotheken kaufen kann, sind zu weich und nützen nichts bei kraniomandibulärer Dysfunktion. Sie sollten sich stattdessen von Ihrem Zahnarzt eine harte, individuell angepasste Aufbissschiene aus Acryl verschreiben lassen.

Auch wenn Ihre Schmerzen hauptsächlich im Gesicht auftreten, ist es wichtig, dass Sie sämtliche Gesichts-, Hals- und Kopfmuskeln auf Triggerpunkte untersuchen, da wahrscheinlich einer dieser Muskeln Schmerzen in Ihr Gesicht ausstrahlt. Ergänzen Sie Ihre Ernährung mit Calcium-, Magnesium- und Folsäurepräparaten, da bei Ihrem Zähneknirschen (Bruxismus) eine Mangelerscheinung eine Rolle spielen kann. (Kapitel 6, „Ernährung", enthält weitere Informationen über Calcium-, Magnesium- und andere nützliche Nahrungsergänzungspräparate.) Sämtliche in Teil III beschriebenen Stretching-Übungen sind sehr hilfreich; Sie sollten sie regelmäßig durchführen, es sei denn, Sie spüren ein schmerzhaftes Knacken, Ihr Kiefer sperrt sich oder er wird ausgerenkt. Verzichten Sie auf Kaugummi und alles andere, was längeres Kauen erfordert. Falls möglich, konsultieren Sie einen Therapeuten, der sich auf CMD-Probleme spezialisiert hat.

Achten Sie auf Ihre Körperhaltung, vor allem darauf, wie Sie Ihren Kopf im Verhältnis zum Rumpf halten (darauf wird im Abschnitt „Vorgebeugte Kopfhaltung" in Kapitel 5 näher eingegangen). Durch die Belastung, die durch eine vorgebeugte Kopfhaltung für die Schulter- und Halsmuskulatur entsteht, verlagert sich der Kiefer nach hinten, was zu einer Fehlstellung der Zähne und des Kiefergelenks führt; dadurch entstehen wiederum Triggerpunkte in der Kaumuskulatur, die letztlich zu Kopfschmerzen führen können.

4.4 Schlussbemerkungen

Falls Sie kein normales Bewegungsausmaß in den Kiefergelenken haben, Ihr Kiefer zu einer Seite abweicht, wenn Sie den Mund öffnen, oder falls Sie Schmerzen haben oder Knackgeräusche entstehen, wenn Sie Ihren Kiefer öffnen oder schließen, haben Sie wahrscheinlich Triggerpunkte in zumindest einigen der umgebenden Muskeln. Triggerpunkte können durch das Zusammenpressen der Kiefer entstehen, durch direkte Verletzungen im Gesicht oder durch eine abnorme Haltung von Kopf, Hals oder Zunge. Zum Glück lassen sich solche Triggerpunkte leicht selbst behandeln, und es empfiehlt sich, das mindestens einige Wochen lang zu tun, bevor man sich eine Knirscherschiene anpassen oder eine größere zahnärztliche Intervention durchführen lässt, die womöglich bleibende Veränderungen zur Folge hat. Eine Triggerpunkt-Therapie kann sich nämlich auf einige oder alle Ihre Symptome oder auf Ihren Biss auswirken.

Im folgenden Teil II sind häufig auftretende Faktoren aufgeführt, die Triggerpunkte entstehen lassen und sie aktiviert halten. So erkennen Sie, warum Sie Triggerpunkte entwickelt haben, und erhalten Ratschläge, wie Sie mit den chronifizierenden Faktoren am besten umgehen.

Teil II

Wie Triggerpunkte entstehen und wodurch sie aktiviert bleiben: chronifizierende Faktoren

Wenn wir ein Myofaszialschmerzsyndrom behandeln, ... ohne die chronifizierenden Faktoren zu korrigieren, ist der Patient zu einem endlosen Zyklus von Behandlung und Rückfall verdammt. ... Normalerweise aktiviert ein Stressfaktor [den Triggerpunkt], und dann wird er durch andere Faktoren chronifiziert. Bei manchen Patienten sind solche chronifizierenden Faktoren so wichtig, dass ihre Eliminierung zur vollständigen Beseitigung der Schmerzen führt, ohne dass eine lokale Behandlung notwendig wäre.

Janet Travell und David G. Simons (1983, S. 103)

Wenn man auf Triggerpunkte Druck ausübt, werden dadurch häufig die von ihnen verursachten Schmerzen und anderen Symptome entweder vorübergehend oder langfristig gelindert; allerdings werden so die zugrunde liegenden chronifizierenden Faktoren nicht beseitigt. Wenn Sie durch eine Triggerpunkt-Therapie vorübergehend Linderung erzielen, Ihre Symptome sich jedoch schnell wieder bemerkbar machen, dann sind Triggerpunkte zwar mit Sicherheit ein Faktor, aber Sie werden sich auch um die chronifizierenden Faktoren kümmern müssen, um eine länger anhaltende Beschwerdefreiheit zu erreichen. Das ist besonders wichtig, wenn Sie unter Migräne leiden, da bei Migräne vielseitigere chronifizierende Faktoren eine Rolle spielen – und außerdem auch eine größere Rolle spielen.

In diesem Teil werden einige allgemeine Ursachen, die Triggerpunkte aktivieren oder chronifizieren, kurz beschrieben. Außerdem werden zahlreiche Empfehlungen gegeben, was Sie im Hinblick auf chronifizierende Faktoren tun können, um Kopfschmerzen und CMD-Schmerzen zu lindern, die durch Triggerpunkte verursacht werden, die sich in Ihren Muskeln im Hals, im oberen Rücken und im Kopf befinden (Teil III enthält entsprechende Informationen zu jedem einzelnen Muskel). Ich empfehle Ihnen, das Kapitel über chronifizierende Faktoren vollständig durchzulesen, da häufig mehrere Faktoren in Betracht kommen und Ihnen bisher vielleicht nicht klar war, dass diese Faktoren möglicherweise zu Ihren Kopfschmerzen beitragen. Da auch in Ihrem Fall zahlreiche verschiedene Aspekte eine Rolle spielen könnten, werden Sie es zunächst vielleicht schwierig finden, die genauen Ursachen Ihrer Kopfschmerzen zu erkennen. Sobald Sie jedoch begonnen haben, die wahrscheinlichen Ursachen zu eliminieren, und daraufhin Ihre Kopfschmerzen immer seltener auftreten, können Sie eingrenzen, welche verbleibenden chronifizierenden Faktoren in Ihrem Falle relevant sein dürften.

Häufig auftretende chronifizierende Faktoren sind zum Beispiel körperliche Belastungen, Verletzungen, Rückenwirbelfehlstellungen, ernährungsbedingte Mangelerscheinungen, ungesunde Ernährung, Nahrungsmittelallergien, emotionale Faktoren, Schlafstörungen, akute oder chronische Infektionen, ein unausgeglichener Hormonhaushalt sowie Organstörungen und -erkrankungen. Medizinische Untersuchungen, die Ihnen helfen, bestimmte Faktoren zu bestätigen oder auszuschließen, sind am Ende von Kapitel 7 kurz beschrieben.

Wenn Sie die Beseitigung solche chronifizierenden Faktoren in Angriff nehmen, sollten Sie sich ausreichend Zeit nehmen, damit dieser Prozess nicht zu belastend wird; versuchen Sie, ihn angenehm zu gestalten. Kümmern Sie sich der Reihe nach um Ihre verschiedenen chronifizierenden Faktoren; wahrscheinlich werden Sie nicht alle notwendigen Veränderungen auf einmal umsetzen können. Ein wichtiger erster Schritt ist das Führen eines Kopfschmerz-Tagebuchs, damit Sie herausfinden, welche chronifizierenden Faktoren bei Ihnen vorhanden sind. Außerdem können Sie parallel damit beginnen, die in Teil III beschriebenen Selbsthilfetechniken anzuwenden.

Führen eines Kopfschmerz-Tagebuchs

Um leichter herausfinden zu können, welche chronifizierenden Faktoren Ihre Triggerpunkte und Kopfschmerzen aktiviert halten, sollten Sie ein Kopfschmerz-Tagebuch führen. Notieren Sie darin jedes Mal, wenn Sie Kopfschmerzen bekommen, folgende Informationen:

- Datum und Uhrzeit, wann der Kopfschmerz eingesetzt hat
- wo Sie Schmerzen empfinden (auch, wenn sie in Hals oder Rücken auftreten)
- Schmerzintensität: schwach, moderat, stark oder sehr stark
- womit Sie gerade beschäftigt waren, zum Beispiel Fitnesstraining, Arbeiten, Lesen oder Liegen
- wie gut und wie lange Sie in der vorherigen Nacht geschlafen haben
- was Sie im Laufe der 24 Stunden vor Einsetzen der Kopfschmerzen gegessen, getrunken, gerochen und gehört haben
- was Sie vor Einsetzen der Kopfschmerzen gefühlt haben, zum Beispiel Verärgerung, Furcht, Traurigkeit, Stress, Freude oder Depressionen
- andere Symptome
- alles, was Ihren Zustand verbessert hat
- alles, was Ihren Zustand verschlechtert hat
- bei Frauen: an welchem Tag in Ihrem Monatszyklus die Kopfschmerzen einsetzten und alle Hormonpräparate, die Sie eventuell vorher eingenommen haben

Legen Sie eine Tabelle an, in die Sie diese Informationen eintragen, oder besuchen Sie meine Website ↗ http://www.triggerpointrelief.com, wo Sie eine Beispieltabelle finden, die Sie herunterladen und an Ihre eigenen Bedürfnisse anpassen können.

5. | Körperhaltung und Bewegungsabläufe

Wie Sie sitzen, stehen, gehen, schlafen, sich bewegen und generell Ihre Muskeln beanspruchen, hat enorme Auswirkungen auf die Entstehung und Chronifizierung von Triggerpunkten. Die richtige Körperhaltung, Möbel, die zu Ihnen passen und Sie stützen, gut sitzende Kleidung und das Verändern bestimmter Aktivitäten werden Ihren Heilungsprozess erheblich beschleunigen und dazu beitragen, langfristige Linderung zu erreichen. Die richtige Haltung zu erlernen – vor allem die Haltung des Kopfes – ist entscheidend bei der Behandlung von Triggerpunkten, da eine vorgebeugte Haltung Triggerpunkte verursachen und chronifizieren kann und in vielen Fällen einer der wichtigsten Faktoren bei der Entstehung von Kopfschmerzen und CMD ist. Auch das Behandeln einer eventuell vorhandenen Sehschwäche ist wichtig – unter anderem, weil Sie möglicherweise in dem Bemühen, deutlicher zu sehen, den Kopf vorbeugen. Durch die schnelle Behandlung akuter Verletzungen können Sie die Entstehung von Triggerpunkten verhindern, und die Behandlung von älteren Verletzungen, von Rückenwirbelfehlstellungen und anderen Problemen des Skelettsystems kann dazu beitragen, die Chronifizierung von Triggerpunkten aufzuhalten.

5.1 Belastungen im Alltag

Wiederkehrende Alltagsbelastungen wie zum Beispiel unvorteilhaft konstruierte Möbel, eine Über- oder Unterbeanspruchung von Muskeln, einengende Kleidung, eine vorgebeugte Haltung, visuelle Stressfaktoren und Skelettasymmetrien verursachen einen sich selbst erhaltenden Kreislauf von Triggerpunkt-Intensivierung und zählen zu den häufigsten Ursachen und chronifizierenden Faktoren von Triggerpunkten, die an der Entstehung von Kopfschmerzen und CMD beteiligt sind. Zum Glück können solche Belastungen fast immer korrigiert werden, und sie zu minimieren oder ganz zu eliminieren ist eine der wichtigsten Maßnahmen, die Sie ergreifen können, um Ihren Kopfschmerzzyklus zu durchbrechen.

Unvorteilhaft konstruierte Möbel

Nicht richtig eingestellte Möbel sind eine der wichtigsten Ursachen von Muskelschmerzen, vor allem am Arbeitsplatz. Wenn Sie – am Arbeitsplatz oder zu Hause – am Schreibtisch oder vor dem Computer sitzen, entstehen enorme Belastungen für Ihren Trapezmuskel (*M. trapezius*) und Ihre Halsmuskulatur, aber Sie können eine ganze Menge tun, um diesen Stressor zu minimieren. Es gibt zahlreiche großartige Hilfsmittel, die Ihnen helfen können, Ihre Haltung zu korrigieren, und viele davon sind durchaus erschwinglich, zum Beispiel Lendenwirbelstützen, Telefon-Headsets oder Manuskripthalter. Wenn Sie einfach einen dicken Katalog unter Ihren Computerbildschirm legen, um ihn auf die richtige Höhe zu bringen, kann das einen großen Unterschied machen. Wenn Sie solche Hilfsmittel stets zur Hand haben, ist sichergestellt, dass Sie sie möglichst häufig verwenden.

Sie können eine auf Ergonomie spezialisierte Beratungsfirma beauftragen, Ihnen einen Mitarbeiter zu schicken, um Ihren Arbeitsplatz begutachten zu lassen. Er kann die Einstellungen Ihrer Möbel optimieren und Ihnen helfen, Möbel auszusuchen, die bestens zu Ihrem Körper passen. Vielleicht wird Ihr Arbeitgeber die Kosten solcher Maßnahmen scheuen, aber wenn Sie infolge eines ergonomisch schlecht eingerichteten Arbeitsplatzes Gesundheitsprobleme bekommen, wird er letztlich auch zahlen müssen – in Form von ausgefallenen Arbeitszeiten und Schadensersatz. Wenn sich Ihr Arbeitgeber weigert, solche Kosten zu tragen, sollten Sie überlegen, sie aus eigener Tasche zu bezahlen – was ist es Ihnen wert, keine Schmerzen zu haben?

Schaffen Sie sich Möbel an, die optimal zu Ihnen passen

Ungünstig eingestellte Möbel besser auszurichten oder zu ersetzen ist eine der einfachsten Maßnahmen, die Sie ergreifen können, um durch Triggerpunkte verursachte Beschwerden zu lindern, vor allem Kopf- und CMD-Schmerzen. Ist dies einmal erledigt, brauchen Sie sich im Rahmen Ihrer Selbsthilfe nicht mehr ständig darum zu kümmern. Sie sollten nach wie vor auf Ihre Haltung achten, aber wenn Sie Mobiliar haben, das einige Ihrer gewohnten, aber kontraproduktiven Haltungen korrigiert, ohne dass Sie sich bewusst darum bemühen müssen, ist das viel einfacher.

Computerbildschirm. Ihr Computerbildschirm sollte direkt vor Ihnen stehen, etwas unterhalb Ihrer Augenhöhe und leicht nach hinten geneigt. Falls Sie mit Papierunterlagen arbeiten, sollten diese mithilfe eines Manuskripthalters seitlich am Bildschirm befestigt sein, sodass Sie möglichst häufig direkt nach vorn schauen können, anstatt den Kopf hinunterbeugen oder zu weit zur Seite drehen zu müssen. Sie können Ihren Bildschirm (falls dies nicht durch spezielle Einstellungsvorrichtungen möglich ist) höher positionieren, indem Sie Kataloge oder Bücher darunterlegen, bis er die richtige Höhe hat. Prüfen Sie Ihren Arbeitsplatz und stellen Sie sicher, dass Sie ausreichend Licht haben, der Bildschirm nicht reflektiert und augenfreundlich eingestellt ist.

Tastatur und Computermaus. Ihre Tastatur und Maus sollten Sie möglichst in Höhe des Hüftgelenks platzieren. Wenn Tastatur und Tastatureinschub ergonomisch gestaltet sind, können Sie die Tastatur über Ihrem Schoß platzieren und die Arme auf die Lehnen Ihres Arbeitsstuhls stützen, während Sie schreiben. Ich bekomme häufig von Beschwerden berichtet, die ich „Mausverletzungen" nenne: Schmerzen in Arm und Schulter aufgrund ständiger Verwendung einer Computermaus über längere Zeiträume ohne ordentliche Armstütze, was über kurz oder lang durch Bildung von Triggerpunkten in Trapezmuskel und Nacken zu Kopfschmerzen führen kann.

Bürostuhl. Ihre Ellenbogen und Unterarme sollten flach auf der Arbeitsfläche oder auf Armlehnen in der richtigen Höhe aufliegen. Die Armlehnen müssen hoch genug sein, damit Sie die Ellbogen aufstützen können, ohne sich zur Seite zu lehnen, aber nicht so hoch, dass Sie dadurch die Schultern hochziehen müssten. Die Polsterung des Stuhls sollte fest sein und Laufrollen sollten Sie vermeiden. Ihre Knie sollten unter den Schreibtisch passen, und der Stuhl sollte so dicht am Schreibtisch stehen, dass Sie sich an die Rückenlehne anlehnen können. Ein guter Bürostuhl stützt sowohl Ihre Lendengegend als auch den mittleren Rücken; seine Rückenlehne ist im Verhältnis zur Senkrechten leicht nach hinten geneigt. Die Sitzfläche sollte so niedrig sein, dass Ihre Füße flach auf dem Boden stehen können, ohne dass die Vorderkante der Sitzfläche gegen Ihre Oberschenkel drückt, und so hoch, dass nicht Ihr gesamtes Gewicht auf dem Gesäß lastet. Die Sitzfläche sollte eine Mulde haben, die dem Gesäß Platz bietet.

Andere Büromöbel. Wenn Sie sich über Lesematerialien, Pläne oder Entwürfe beugen müssen, kann eine geneigte Arbeitsfläche die Belastung für Ihre Rücken- und Nackenmuskulatur bis zu einem gewissen Grade verringern, aber trotzdem sollten Sie unter diesen Umständen häufige Pausen machen.

Headset. Ein Telefon-Headset kann Ihre Kopfschmerzen erheblich reduzieren, da es dazu beiträgt, Nacken- und Rückenschmerzen zu verhindern. Eine Telefonhörer-Schulterauflage ist nicht adäquat. Wenn Sie versuchen, den Telefonhörer in der Hand zu halten, werden Sie ihn früher oder später zwischen Kopf und Schulter klemmen, was Ihre Nackenmuskulatur und den Trapezmuskel strapaziert. Besorgen Sie sich Headsets für alle Ihre Telefone – am Arbeitsplatz, zu Hause und fürs Handy.

Lendenwirbelstütze. Eine Lendenwirbelstütze wirkt einer Körperhaltung mit hängenden Schultern entgegen. Die meisten Chiropraktiker bieten Lendenwirbelstützen verschiedener Stärken an. Ich empfehle, dass Sie sich eine fürs Auto und eine für Ihren Lieblingssitzplatz zu Hause besorgen. Sitzen Sie möglichst nicht auf Sitzgelegenheiten ohne Rückenstütze, weil das dazu führen würde, dass sie die Schultern und den oberen Rücken nach vorn hängen lassen. Wenn Sie zu einer Sportveranstaltung, einem Picknick oder an einen anderen Ort gehen, wo Sie keine Rückenstütze zur Verfügung haben, bringen Sie sich einen Outdoorsessel oder etwas Ähnliches mit, damit Sie zumindest eine gewisse Stütze haben. Eine solche Sitzgelegenheit können Sie in den meisten großen Sportfachgeschäften kaufen. Sie kostet etwa 35 Euro – eine gute Investition in Ihren Rücken – und ist sehr leicht, sodass sie sich bequem tragen lässt. Ersatzweise können Sie überlegen, sich einen leichten Klappstuhl anzuschaffen, ebenfalls in guten Sportfachgeschäften erhältlich.

Bett, Matratze und Kopfkissen

Sie verbringen wahrscheinlich etwa ein Drittel Ihrer Lebenszeit im Bett – daher sollten Sie unbedingt darauf achten, dass Ihr Bett und Ihre Kopfkissen für Sie richtig sind. Auf jeden Fall sollten Sie vermeiden, auf einer Couch oder in einem Sessel zu schlafen.

Kopfkissen. Falls Ihr Kopfkissen aus Schaumstoff (z. B. bei Nackenkissen) oder einem anderen elastischen Material hergestellt ist, auf dem Ihr Nacken nicht richtig gestützt wird, dann trennen Sie sich davon! Die von einem solchen Kissen verursachten Erschütterungen im Nackenbereich verschlimmern Triggerpunkte (Kissen aus *Memory Foam*, einem viskoelastischen Material, sind dagegen in Ordnung). Wenn Sie auf der Seite liegen, sollte Ihr Kissen den Kopf in einer Höhe stützen, dass Ihre Wirbelsäule gerade bleibt und Sie bequem liegen. Viele Chiropraktiker bieten gut geformte Kissen an. Ich nehme mein Kissen mit, wenn ich verreise; so weiß ich, dass ich etwas Bequemes habe, auf dem ich schlafen kann, und es ist sehr nützlich, wenn ich auf einem Flughafen festsitze.

Bett. Ein zu weiches Bett kann eine Menge Probleme für Ihre Muskulatur verursachen. Vielleicht ist Ihnen gar nicht klar, dass Ihr Bett zu weich ist. Die meisten Leute behaupten hartnäckig, ihre Matratze sei hart genug, aber wenn man etwas genauer nachfragt, geben sie zu, dass sie durch das Schlafen auf einer Matte auf dem Fußboden ihre Schmerzen lindern können, wenn diese besonders schlimm sind. Versuchen Sie es einmal: Legen Sie eine Camping-Isomatte auf den Fußboden und schlafen Sie eine Woche lang darauf. Wenn Sie sich danach besser fühlen, ist Ihre Matratze nicht fest genug – ganz gleich, wie viel Geld Sie dafür ausgegeben haben oder wie gut dieses Modell für jemand anderen funktioniert hat. Außerdem sollten Sie Folgendes bedenken: Falls Ihr(e) Partner(in) schwerer ist als Sie, kann es sein, dass Sie sich unbewusst ein bisschen abstützen, um nicht zu ihm oder ihr „hinunterzurollen". Es gibt spezielle Doppelmatratzen für Partner, die unterschiedliche Festigkeiten brauchen.

Über- oder Unterbeanspruchung von Muskeln

Gut konstruierte Möbel können nicht ihren vollen Nutzen entfalten, wenn Sie nicht auch sorgfältig darauf achten, eine schlechte Haltung zu vermeiden. Wenn Sie in krummer, nachlässiger Haltung vor dem Schreibtisch oder auf der Couch „hängen" oder wenn Sie im Bett lesen, werden Ihre Muskeln darunter leiden. Unter „falscher Beanspruchung von Muskeln" versteht man ungesunde Körperbewegungen (zum Beispiel falsches Heben), lang anhaltenden Bewegungsmangel (wenn Sie zum Beispiel stundenlang am Schreibtisch sitzen, ohne Pausen zu machen), monoton wiederholte Bewegungen (zum Beispiel durch Tippen auf einer Tastatur oder Verwenden einer Computermaus), lang anhaltende, unnatürliche Körperhaltungen (wie sie in manchen Berufen vorkommen, zum Beispiel bei Zahnärzten oder Automechanikern) sowie extrem schnelle und ruckhafte Bewegungen (zum Beispiel bei bestimmten Sportarten).

Ziehen Sie Kleidungsstücke für die untere Körperhälfte im Sitzen an. Wenn Sie sich unterhalten, wenden Sie sich mit dem ganzen Körper Ihrem Gesprächspartner zu, anstatt nur den Kopf in seine Richtung zu drehen. Lernen Sie, richtig zu heben (beugen Sie dabei die Knie, nicht den Rücken), und machen Sie häufige Pausen bei jeder Tätigkeit, die Sie für längere Zeit ausüben müssen. Wenn Ihr Hörvermögen beeinträchtigt ist, lassen Sie sich ein Hörgerät verschreiben und tragen Sie es auch; wenn Sie nicht ordentlich hören können, werden

Sie ständig den Kopf zu einer Seite drehen, wodurch Sie den Trapezmuskel und Ihre Nackenmuskulatur strapazieren. Für Frauen: Falls Ihre Brüste so groß sind, dass sie Rückenschmerzen verursachen, übernimmt unter Umständen Ihre Krankenkasse die Kosten einer operativen Brustverkleinerung, falls Ihr Arzt einen solchen Eingriff befürwortet. Allerdings sollten Sie die Risiken einer solchen Operation sorgsam abwägen, bevor Sie sich für diese Option entscheiden.

Selbsthilfetechnik: Machen Sie häufige Pausen. Wann immer Sie für längere Zeit sitzen müssen, machen Sie häufige Pausen. Ein guter Trick ist, sich auf der anderen Seite des Raumes einen Wecker zu stellen; dann müssen Sie aufstehen, um ihn abzustellen.

Selbsthilfetechnik: Achten Sie darauf, wann Sie sich verspannen ... und *ent*spannen Sie! Achten Sie darauf, ob Sie die Schultern hochziehen oder Muskeln anspannen – vor allem wenn Sie unter Stress stehen. Nehmen Sie sich einen Moment Zeit, um Ihren Körper zu spüren, und achten Sie darauf, wo Sie sich verspannt haben. Wann immer Sie auf einen Bereich stoßen, der verspannt ist, holen Sie tief Luft und entspannen Sie diese Stelle, während Sie dabei ausatmen. Machen Sie das jeden Tag mehrere Male. Sie werden sich selbst umerziehen müssen, um die Gewohnheit abzulegen, sich in bestimmten Bereichen des Körpers zu verspannen.

Selbsthilfetechnik: Vergrößern Sie *allmählich* das Bewegungsausmaß. Falls Sie die Angewohnheit haben, Ihre Muskeln nicht zu bewegen, um Schmerzen zu vermeiden, müssen Sie das Bewegungsausmaß sanft und allmählich vergrößern, während Sie Triggerpunkte deaktivieren. Hören Sie auf, den Muskel zu belasten, um zu sehen, ob er immer noch wehtut, oder um einem Mediziner oder Therapeuten zu demonstrieren, welche Bewegung Schmerzen verursacht. Wenn Sie diese Bewegung ständig wiederholen, erreichen Sie damit nur, dass die Triggerpunkte aktiviert bleiben.

Selbsthilfetechnik: Hören Sie auf, die Zähne zusammenzubeißen. Falls Sie Ihre Zähne zusammenbeißen oder mit den Zähnen knirschen, kann Ihnen ein Zahnarzt helfen. Versuchen Sie, mit Calcium-, Magnesium-, Folsäure- und Vitamin-B-Präparaten Abhilfe zu schaffen; auch Entspannungstechniken können helfen.

Selbsthilfetechnik: Rollen Sie Ihre Zunge. Zungenroller fördern die Entspannung der Mundmuskulatur. Atmen Sie zunächst dreimal tief durch den Mund ein, dann schließen Sie den Mund und atmen weiter durch die Nase tief ein und aus, bis zum Ende der Übung. Während Sie die Lippen geschlossen halten, rollen Sie die Zunge in großen Kreisen über die Außenseite Ihrer Zähne, aber innerhalb der Lippen. Rollen Sie Ihre Zunge zehnmal im Uhrzeigersinn und zehnmal andersherum. Wenn Sie zu Anfang nicht so viele Zungenroller schaffen, machen Sie so viele, wie Sie bequem bewältigen können.

Kleidung

Vielleicht werden Sie erstaunt sein zu hören, dass Ihre Kleidung und die Art und Weise, wie Sie sie tragen, Triggerpunkte verursachen oder chronifizieren können. Da einengende Kleidung unter Umständen die Durchblutung beeinträchtigt, kann sie auf direktem Wege Triggerpunkte verursachen. Ihr Schuhwerk kann indirekt an der Entstehung von Kopfschmerzen beteiligt sein. Wann immer Sie stehen oder gehen, beeinflussen Ihre Füße die gesamte Körperhaltung und den Gang. Stöckelschuhe und andere Schuhe mit Absätzen können im gesamten Körper zur Anspannung von Muskeln führen und so zur Entstehung von Triggerpunkten beitragen. Zum Glück ist Ihre Kleidung ein Problem, das sich leicht korrigieren lässt.

Selbsthilfetechnik: Lockern Sie Ihre Kleidung. Zu enge Kleidung kann zu Beeinträchtigungen Ihrer Durchblutung und zu Problemen in der Muskulatur führen. Meine Faustregel: Wenn ein Kleidungsstück eine Markierung oder einen Abdruck auf der Haut hinterlässt, ist es zu eng und behindert die Durchblutung. Prüfen Sie, ob Ihre Socken, Gürtel, Hosen- oder Rockbünde, Büstenhalter oder Krawatten zu eng sitzen.

Selbsthilfetechnik: Tragen Sie eine Handtasche oder einen Rucksack richtig. Falls Sie eine Handtasche tragen, besorgen Sie sich eine mit langem Riemen, den Sie über den Kopf ziehen und diagonal über dem Oberkörper tragen können anstatt über einer Schulter, und achten Sie darauf, dass der Inhalt nicht zu schwer ist. Falls Sie einen Tagesrucksack verwenden, sollten Sie die Trageriemen über beide Schultern ziehen. Wenn Sie eine Handtasche oder einen Rucksack nur über einer Schulter tragen, müssen Sie diese Schulter zumindest ein bisschen hochziehen, damit der Riemen nicht abrutscht, ganz gleich, wie leicht die Tasche oder der Rucksack sein mag.

Selbsthilfetechnik: Tragen Sie geeignetes Schuhwerk. Zwar ist es für manche Menschen sehr wichtig, Supination (Auswärtsdrehung; mehr Gewicht auf der Außenseite des Fußes) oder Pronation (mehr Gewicht auf der Innenseite des Fußes, auch als „Plattfuß" bekannt) zu korrigieren, aber davon abgesehen meine ich, dass fast jeder Mensch von einer geeigneten orthopädischen Einlage profitieren kann. Schuhe stützen das Fußgewölbe nur selten adäquat und das wirkt sich auf die Muskulatur im ganzen Körper aus. Es gibt preisgünstige Einlagen, die man selbst auf die passende Größe zuschneiden kann, sowie erschwingliche maßgefertigte Einlagen. Falls Sie korrektive Einlagen brauchen, sollten Sie einen Fußorthopäden konsultieren. Wie bereits erwähnt, sind Stöckelschuhe oder andere Schuhe mit Absätzen nicht geeignet.

Vorgebeugte Haltung

Eine vorgebeugte Körperhaltung führt zur Entwicklung und Chronifizierung von Triggerpunkten und spielt außerdem eine große Rolle bei der Entstehung von Migräne und Spannungskopfschmerz. Bitten Sie jemanden, Sie im Seitenprofil anzusehen und festzustellen, ob Sie Ihren Kopf weiter vorn halten als den Rumpf. Je weiter Sie den Kopf vor den Schultern halten, desto mehr Triggerpunkte werden Sie wahrscheinlich entwickeln und desto häufiger werden Sie wahrscheinlich unter Kopfschmerzen leiden (Marcus et al., 1999). Haltungsübungen können Ihnen helfen, sich eine vorgebeugte Haltung abzugewöhnen.

Selbsthilfetechnik: Verwenden Sie Lendenwirbelstützen. Eine ungesunde Position beim Sitzen – sei es beim Autofahren, am Schreibtisch, vor dem Computer, beim Abendessen oder Fernsehen – kann eine vorgebeugte Haltung verursachen oder verschlimmern. Mit einer guten Lendenwirbelstütze, eingesetzt, wann immer Sie sitzen, wirken Sie einer schlechten Sitzhaltung – und somit letztlich einer vorgebeugten Haltung – entgegen.

Selbsthilfetechnik: Machen Sie Haltungsübungen. Um eine richtige Körperhaltung zu entwickeln und eine vorgebeugte Haltung zu reduzieren, stellen Sie sich mit den Füßen etwa zehn Zentimeter auseinander, mit Ihren Armen an den Seiten und die Daumen nach vorn gerichtet (Abb. 5.1). Spannen Sie die Gesäßmuskeln an, um den unteren Rücken zu stabilisieren; dann atmen Sie ein und lassen dabei die Arme und Schultern nach hinten kreisen (die Daumen zeigen dabei nach hinten), wobei Sie die Schulterblätter zusammendrücken. Lassen Sie in dieser Haltung die Schultern fallen und atmen Sie aus. Bewegen Sie den Kopf nach hinten, bis Ihre Ohren sich über den Schultern befinden (Abb. 5.2), und bleiben Sie etwa sechs Sekunden in dieser Stellung, wobei Sie normal atmen (Während Sie den Kopf bewegen, sollten Sie ihn weder nach oben oder unten neigen noch den Mund öffnen). Entspannen Sie sich – versuchen Sie aber, eine gute Haltung beizubehalten, wenn Sie die Übung beenden. Wenn Sie diese Haltung als unbequem oder steif empfinden, versuchen Sie, Ihr Gewicht von den Fersen auf die Ballen Ihrer Füße zu verlagern, wodurch der Kopf sich rückwärts über die Schultern bewegt. Wiederholen Sie diese Übung häufig im Laufe des Tages, um eine gute Haltung zu entwickeln, vielleicht alle ein bis zwei Stunden. Es ist besser, diese Übung sechsmal – oder häufiger – über den Tag verteilt zu wiederholen, als sie sechsmal unmittelbar nacheinander auszuführen (Travell & Simons, 1983).

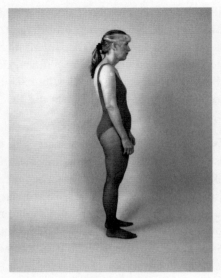
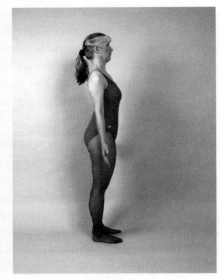

Abbildung 5.1 **Abbildung 5.2**

Visuelle Stressfaktoren und Triggerpunkte

Es hat sich gezeigt, dass die Augenbelastung bei der Arbeit am Computer eine wichtige Rolle bei der Entwicklung von Triggerpunkten spielt und ihr Einfluss sogar noch größer wird, wenn sie von haltungsbedingten Belastungen begleitet wird. Im Rahmen einer Studie wurde festgestellt, dass durch einen spiegelnden Bildschirm, ungenügendes Licht, eine zu geringe Bildschirmauflösung und Bildschirmflackern (aufgrund einer niedrigen Bildwiederholfrequenz) Triggerpunkte verschlimmert werden (Treaster et al., 2006). Daraufhin stellten die Forscher die Hypothese auf, dass visuelle Stressfaktoren das erforderliche Maß an Konzentration, das man zum Bearbeiten der jeweiligen Aufgabe benötigt, erhöhen. Da in einer anderen Studie gezeigt wurde, dass intensivere Konzentration zu verstärkter Muskelkontraktion und -anspannung führt, ließe sich dadurch erklären, auf welche Weise Bildschirmarbeit Triggerpunkte verursachen oder aktivieren kann. In dieser Studie wurden die Auswirkungen von Sehproblemen nicht untersucht, aber es leuchtet ein, dass jemand, der eine Brille braucht – oder stärkere Brillengläser – ebenfalls visuellen Stress empfinden würde.

Selbsthilfetechnik: Stellen Sie Ihren Bildschirm optimal ein. Stellen Sie Helligkeit, Kontrast, die Position des Bildschirms und Ihre Sitzposition so ein, dass der Bildschirm nicht spiegelt, aber achten Sie dabei darauf, dass Sie nach wie vor in ergonomisch korrekter Haltung sitzen. Eventuell können Sie auch versuchen, mit einer Antireflex-Folie Abhilfe zu schaffen. Je älter Ihr Monitor ist, desto wahrscheinlicher werden Sie Flacker- oder Spiegelungsprobleme haben; in diesem Fall sollten Sie überlegen, einen neuen Monitor anzuschaffen. Zum Glück sind aktuelle Flachbildschirme inzwischen relativ preiswert.

Selbsthilfetechnik: Konsultieren Sie Ihren Augenarzt. Wenn Sie eine Brille oder Kontaktlinsen tragen, stellen Sie sicher, dass die Stärke Ihrer Sehhilfe auf dem aktuellen Stand ist. Falls Sie eine Lesebrille tragen, achten Sie darauf, dass Sie damit weit genug sehen können. Unterlassen Sie es, den Kopf zu neigen, um durch eine Bifokal- oder Gleitsichtbrille zu sehen. Falls eine Spiegelung auf Ihren Brillengläsern Sie nötigt, den Kopf zu neigen oder zu kippen, ändern Sie Ihre Position oder die der Lampe.

Skelettasymmetrien

Eine Skelettasymmetrie, zum Beispiel ein kürzeres Bein oder eine kleinere Beckenhälfte (der Teil des Beckens, auf dem man sitzt) können zur Entstehung von Triggerpunkten beitragen, die bei Kopfschmerzen eine Rolle spielen. Zum Glück lassen sich diese Probleme ohne hohe Kosten und noninvasiv lösen, und zwar durch ein Polster im jeweiligen Schuh beziehungsweise ein Polster, dass man beim Sitzen unter eine Gesäßbacke legt. (In diesem Buch bezieht sich der Begriff „kürzeres Bein" auf eine echte Beinlängendifferenz, bei der die Knochen auf einer Seite tatsächlich kürzer sind, und nicht auf das „kürzere Bein" [Beckenschiefstand] aufgrund einer Rückenwirbelfehlstellung. Dieser Begriff wird von Chiropraktikern verwendet, wenn ein Hüftknochen höher steht als der andere, wodurch der Eindruck entsteht, ein Bein sei kürzer als das andere.) Auch andere Skelett-Disproportionen können korrigiert werden; zum Beispiel kann eine überlange zweite Zehe durch Schuheinlagen kompensiert werden, und zu kurze Oberarme können durch ergonomisch geeignete Möbel ausgeglichen werden.

5.2 Verletzungen

Verletzungen sind einer der häufigsten Auslöser von Triggerpunkten überhaupt, und häufig spielen sie bei der Entwicklung von chronischen Kopfschmerzen und CMD eine Rolle. Ein gesunder Muskel fühlt sich geschmeidig an, wenn er ruht, und hart, wenn er eingesetzt wird. Wenn ein Muskel sich im Ruhezustand hart anfühlt, ist er auf ungesunde Weise verhärtet – und zwar auch dann, wenn Sie intensives Fitnesstraining betreiben.

Ich verwende gern den Vergleich von Gummiband und Stock: Wenn eine plötzliche, unerwartete Kraft auf einen Stock einwirkt, wird er wahrscheinlich beschädigt – und das Gleiche gilt für einen verhärteten Muskel, wenn er zum Beispiel bei einem Sturz oder Autounfall einer solchen Kraft ausgesetzt wird. Wenn jedoch eine plötzliche Kraft auf ein Gummiband einwirkt, dann dehnt es sich stattdessen aus und absorbiert die Kraft – und das Gleiche gilt für einen nachgiebigen, gesunden Muskel, der daher wesentlich weniger verletzungsanfällig ist. Ein Muskel kann verhärtet und in seinem Bewegungsausmaß eingeschränkt sein, ohne dass Sie sich dessen bewusst sind, da auch latente Triggerpunkte das Bewegungsausmaß in gewissem Maße einschränken und fast jeder Mensch einige latente Triggerpunkte hat. Die Muskeln, in denen sich solche latenten Triggerpunkte befinden, können leicht durch eine plötzliche Krafteinwirkung verletzt werden.

Neue Verletzungen

Wie bereits besprochen, lässt sich durch die umgehende Behandlung einer Verletzung die Entstehung von Triggerpunkten und eines sich verstärkenden Schmerzkreislaufes verhindern. Falls Sie sich verletzt haben, sollten Sie sich von einem Akupunkteur oder einem Massagetherapeuten behandeln lassen, der in der Behandlung akuter Verletzungen erfahren ist. Vielleicht sollten Sie darüber hinaus auch den Rat eines Chiropraktikers oder eines Osteopathen einholen.

Selbsthilfetechnik: Behandeln Sie eine neue Verletzung. Falls Sie sich verletzen, lassen Sie sich möglichst gleich behandeln. Kühlen Sie die Verletzung während der ersten 48 Stunden und wenden Sie möglichst bald eine homöopathische Arnika-Tinktur an, entweder oral oder äußerlich. Vom Akupunkteur oder im Bioladen können Sie chinesische Heilkräuter gegen physische Traumata bekommen. Solche Präparate sollten Sie in Ihrer Hausapotheke vorrätig haben, da es Ihnen nach einer Verletzung schwerfallen könnte, Besorgungen zu machen, und weil sie am besten wirken, wenn Sie sie möglichst zeitnah nach der Verletzung anwenden.

Operationen und Narben

Nach den meisten Operationen bleibt etwas Narbengewebe zurück, das Triggerpunkte chronifizieren kann. Narbengewebe kann bis zu einem gewissen Grad durch eine intensive Querfriktionsmassage aufgebrochen werden; bei dieser Technik reiben Sie mit beiden Daumen in entgegengesetzten Richtungen auf dem Narbengewebe hin und her. Die meisten Menschen bearbeiten allerdings ihre eigenen Narben nicht intensiv genug, weil das ziemlich schmerzhaft ist; wahrscheinlich sollten Sie sich daher an einen Massagetherapeuten wenden. Auch durch Akupunktur kann Narbengewebe behandelt und der von Triggerpunkten in diesem Bereich ausgehende Schmerz gelindert werden. Ich empfehle, sowohl Querfriktionsmassagen als auch Akupunktur anzuwenden, anstatt nur eines der Verfahren zu testen.

5.3 Rückenwirbelfehlstellungen und andere Probleme mit der Wirbelsäule

Wenn Rückenwirbel chronisch ausgerenkt sind, können durch die Belastung der Muskeln, die durch Enge und Schmerz entsteht, Triggerpunkte gebildet werden, vor allem im Rücken und im Nacken. Wie Sie bereits erfahren haben, ist es entscheidend, Triggerpunkte in diesen Bereichen zu deaktivieren, wenn man Kopf- und CMD-Schmerzen lindern oder beheben will. Die Fehlstellung wird meist von vornherein durch verhärtete Muskeln verursacht, sodass wahrscheinlich eine Kombination aus Skelett-Korrekturen und Massage oder Akupunktur notwendig ist, um eine dauerhafte Linderung zu erzielen.

Skelett-Korrekturen können von einem Chiropraktiker oder einem Osteopathen durchgeführt werden. Bei Ihrem ersten Praxisbesuch wird man Sie wahrscheinlich röntgen wollen, um sich ein Bild von Ihrer Wirbelsäule zu machen. Falls Sie bereits aktuelle Röntgenaufnahmen haben, bringen Sie sie mit – so können Sie zusätzliche Kosten und Strahlenbelastungen durch unnötige Röntgenaufnahmen vermeiden.

Chronische Schmerzen durch einen Bandscheibenvorfall können ebenfalls zur Bildung von Triggerpunkten führen. Ein Bandscheibenvorfall kann sehr erfolgreich durch Akupunktur behandelt werden (besonders durch den Einsatz eines sogenannten Pflaumenblüten-Hämmerchens, einem kleinen, nadelbesetzten Hämmerchen, das auch Siebensternhämmerchen genannt wird), aber falls Ihre Beschwerden sich daraufhin nicht bald bessern, sollten Sie einen operativen Eingriff in Erwägung ziehen. Die Wirbelsäulenchirurgie ist heutzutage so weit entwickelt, dass viele Operationen relativ harmlose Eingriffe sind, nach denen Sie sich schon am nächsten Tag wieder fit fühlen. Falls Sie unter einer *Spinalstenose* leiden (einer Verengung des zentralen Wirbelkanals oder der Löcher, durch die die Nerven heraustreten), kann Akupunktur zwar Ihre Schmerzen lindern, aber nichts gegen die Stenose ausrichten. Dann wird ein operativer Eingriff die beste Option sein. Jede Operation bringt ein gewisses Risiko mit sich, also sollten Sie unbedingt zunächst den Eingriff mit Ihrem operierenden Arzt besprechen und sicherstellen, dass Sie die Prozedur verstehen. Wenn Sie auch nach einem solchen Beratungsgespräch noch unschlüssig sind, sollten Sie eine zweite Meinung von einem anderen Chirurgen einholen. Bei Bandscheibenproblemen und Stenose muss die Diagnose durch eine Magnetresonanztomographie (MRT) bestätigt werden. Falls Sie sich einer Operation unterziehen, aber danach weiterhin Schmerzen haben, sind wahrscheinlich Triggerpunkte der Grund dafür. Diese müssen behandelt werden, um Ihnen bleibende Linderung zu verschaffen. Wenn auch das nicht hilft, könnten Ihre Schmerzen darauf zurückzuführen sein, dass aufgrund der Operation vernarbtes Gewebe auf eine Nervenwurzel drückt – eine Möglichkeit, über die Sie mit Ihrem Arzt sprechen sollten.

Osteophyten (Knochenvorsprünge) und verengte Bandscheibenzwischenräume können ebenfalls chronische Schmerzen verursachen und zur Bildung von Triggerpunkten führen. In einer zufällig ausgewählten Bevölkerungsstichprobe lassen sich viele Menschen finden, die Osteophyten und verengte Bandscheibenzwischenräume haben, ohne jedoch unter Schmerzen zu leiden, und andererseits auch viele Menschen, die Schmerzen haben, aber weder Osteophyten noch verengte Bandscheibenzwischenräume. Daher sollten Sie nicht unbedingt davon ausgehen, dass hier die Ursache Ihrer Probleme liegt – und zwar auch dann nicht, wenn ein Praktiker dies annimmt.

Ich gehe stets davon aus, dass Triggerpunkte zumindest ein Teil des Problems sind, wenn nicht sogar das ganze Problem, und gehe bei meiner Behandlung entsprechend vor. Wenn sich daraufhin der Zustand des Patienten nicht relativ schnell verbessert, dann weiß ich, dass noch etwas anderes ausschlaggebend ist. In diesem Fall überweise ich den Patienten an einen Arzt, der aufgrund einer Röntgen- oder MRT-Aufnahme eine fundierte Diagnose stellen kann.

5.4 Schlussbemerkungen

Gegen chronifizierende Faktoren, die mit Körperhaltung und Bewegungsabläufen zu tun haben, sollten Sie zuerst die einfachen und weniger kostspieligen Veränderungen Ihrer Möbel in Angriff nehmen. Achten Sie auf Ihre Körperhaltung und beginnen Sie, sich umzugewöhnen – entspannen Sie sich und üben Sie die richtige Haltung ein. Eine Kleinigkeit, die zunächst in Ihrem Fall unwichtig zu sein scheint, kann zu einer drastischen Reduzierung der Stärke und Häufigkeit Ihrer Kopfschmerzen führen. Versuchen Sie als Nächstes, die Möbel zu ersetzen, die trotz besserer Einstellung nicht adäquat zu Ihnen passen. Falls die Selbsthilfetechniken nicht wirken, sollten Sie einen Therapeuten konsultieren – mit seiner Hilfe können Sie herausfinden, welche Selbsthilfe-Ansätze für Sie am wichtigsten sind, oder er kann Ihnen ein maßgefertigtes Korrektiv verschreiben.

Im nächsten Kapitel werden wir auf die Ernährung und ernährungsbedingte chronifizierende Faktoren eingehen.

6. | Ernährung

Ihre Ernährung hat erhebliche Auswirkungen auf die Chronifizierung von Triggerpunkten. Wenn Sie sich gesünder ernähren, genügend Wasser trinken und bestimmte Nahrungsmittel, Getränke und andere Substanzen meiden, können Sie eine Menge gegen die Verschlimmerung Ihrer Triggerpunkte tun und dadurch sowohl die Stärke als auch die Häufigkeit Ihrer Kopfschmerzen reduzieren.

6.1 Nährstoffmangel

Es ist relativ einfach und billig, Ihre Ernährungsweise zu verändern, um herauszufinden, ob dadurch Ihre Kopfschmerzsymptome zurückgehen. Travell und Simons (1983) stellten fest, dass beinahe die Hälfte ihrer Patienten wegen Vitaminmangels behandelt werden mussten, um eine bleibende Linderung ihrer Schmerzen und durch Triggerpunkte verursachten Funktionsstörungen zu erreichen. Travell und Simons kamen zu dem Schluss, dass die Ernährung einer der wichtigsten chronifizierenden Faktoren ist, um den man sich unbedingt kümmern muss. Je mangelhafter Ihre Versorgung mit Nährstoffen ist, desto mehr Symptome aller Art werden Sie entwickeln. Selbst wenn ein Bluttest zeigt, dass Sie bei einem bestimmten Vitamin oder Mineralstoff am unteren Ende des Normalbereichs liegen, kann es durchaus sein, dass Sie mehr davon brauchen, da Ihr Körper dem Gewebe bestimmte Nährstoffe entzieht, bevor er ein Absinken des Blutspiegels dieser Nährstoffe zulässt.

Etliche Faktoren können zu Nährstoffmangel führen, zum Beispiel ungenügende Zufuhr eines Nährstoffs, beeinträchtigte Nährstoffabsorption, ungenügende Nährstoffnutzung, erhöhter Nährstoffbedarf des Körpers – oder Nährstoffe, die den Körper zu schnell wieder verlassen oder im Körper zu schnell zerstört werden.

Was man einnehmen sollte[2]

Auch wenn Sie sich einigermaßen gesund ernähren, brauchen Sie möglicherweise Nahrungsergänzungsmittel. In vielen Gegenden wurden die Nährstoffe in landwirtschaftlich genutzten Böden durch zu häufigen Fruchtwechsel und Verwendung chemischer Düngemittel erschöpft, sodass die dort angebauten Erzeugnisse nicht immer alle Nährstoffe enthalten, die wir brauchen. Die meisten Menschen sollten eine Art Multivitamin- / Multimineralstoff-Nahrungsergänzungspräparat einnehmen, um eine richtige Ernährung zu gewährleisten – vor allem Personen, die einer der im Folgenden erwähnten Risikogruppen angehören.

Sie sollten Nahrungsergänzungsmittel nicht zu hoch dosieren, es sei denn, Ihr Arzt hat festgestellt, dass Ihr Gesundheitszustand das rechtfertigt. Wenn Sie bestimmte Vitamine in zu hoher Dosierung einnehmen, zum Beispiel Vitamin A, D, E oder Folsäure, kann das sogar schädlich sein und Symptome hervorrufen, die Mangelerscheinungen ähneln. Vielleicht sollten Sie zusammen mit einem Therapeuten ein individuell optimiertes Nahrungsergänzungsprogramm ausarbeiten. Die meisten Therapeuten können durch Untersuchungen jegliche Mangelerscheinungen bestimmen. Solche Tests sind besonders wichtig bei Menschen, die bestimmte Nährstoffe nicht adäquat aufnehmen können und sie daher in sehr hohen Dosierungen einnehmen oder intravenös verabreicht bekommen müssen. So können zum Beispiel manche Menschen Vitamin B_{12} nicht

---

2 Die in diesem Kapitel ausgesprochenen Empfehlungen zur Einnahme von Nahrungsergänzungsmitteln stimmen nicht mit den Empfehlungen des Bundesinstitutes für Risikobewertung (BfR) überein. Das BfR betont ausdrücklich, dass Nahrungsergänzungsmittel für gesunde Personen, die sich normal ernähren, überflüssig sind. Es ist daher Sache des Lesers, sich vor Einnahme entsprechender Präparate über Nutzen und Risiken zu informieren. Der Verlag übernimmt hier keine Haftung.

aufnehmen und müssen intramuskuläre Injektionen bekommen, um eine ausreichende Versorgung zu gewährleisten.

In den folgenden Abschnitten wird erörtert, welche Nährstoffe am häufigsten an der Chronifizierung von Triggerpunkten beteiligt sind. Falls Sie mehr über eine gesunde Ernährung oder die hier besprochenen Nährstoffe erfahren möchten, empfehle ich Ihnen das Buch *Prescription for Nutritional Healing* von James F. Balch und Phyllis A. Balch (2000; auf Deutsch nicht erhältlich). Es enthält Informationen über Vitamine, Mineralstoffe, Aminosäuren, Antioxidantien und Enzyme sowie Hinweise zu den jeweiligen Bezugsquellen. In den Abschnitten über häufig auftretende Mangelerscheinungen wird darauf eingegangen, welche Nahrungsergänzungsmittel zur Behandlung bestimmter Beschwerden geeignet sind.

Selbsthilfetechnik: Nehmen Sie Nahrungsergänzungsmittel ein. Da manche Vitamine erst durch das Vorhandensein bestimmter anderer Vitamine optimal aufgenommen werden oder wirken können, wird durch die Einnahme eines guten Multivitamin-/Multimineralstoff-Nahrungsergänzungspräparats gewährleistet, dass die erforderlichen Nährstoffkombinationen in Ihrem Körper vorhanden sind. Achten Sie darauf, dass ausreichend Mineralstoffe in einem Multivitamin-Präparat vorhanden sind; andernfalls sollten Sie vielleicht zusätzlich ein Multimineralpräparat einnehmen. Darüber hinaus sollten Sie unter Umständen zusätzliche Ergänzungspräparate mit einigen der im Folgenden aufgeführten Vitamine und Mineralstoffe einnehmen. Travell und Simons (1983) fanden heraus, dass für eine erfolgreiche Behandlung von Triggerpunkten die wasserlöslichen Vitamine C, B_1, B_6, B_{12} sowie Folsäure und die Mineralstoffe Calcium, Magnesium, Eisen und Kalium am wichtigsten sind.

Wann man Nahrungsergänzungsmittel einnehmen sollte

Nehmen Sie Ihre Vitamintabletten während der Mahlzeiten ein, da manche Nährstoffe sich an in der Nahrung vorhandene Stoffe binden müssen, um aufgenommen werden zu können. Am besten ist es, Ihre Vitamine und Heilkräuter einzunehmen, wenn Sie nicht krank sind – mit Ausnahme von Kräuterauszügen, die gezielt zur Bekämpfung von Krankheiten gedacht sind. Etliche Krankheitserreger werden durch gewisse Vitamine und Heilkräuter gestärkt, wodurch sich Ihr Gesundheitszustand verschlechtern könnte (s. Kap. 7, „Weitere chronifizierende Faktoren", Abschnitt „Akute und chronische Infektionen", für Empfehlungen zur Krankheitsvorbeugung). Wenn alle Ihre Symptome abgeklungen sind, können Sie wieder Ihr reguläres Nahrungsergänzungsprogramm aufnehmen.

Beeinträchtigungen der Verdauung und verminderte Nährstoffabsorption

Falls Sie Probleme mit der Verdauung haben, fehlt es Ihnen wahrscheinlich an Enzymen oder vielleicht an Magensäure, um die verzehrten Nahrungsmittel effektiv aufschließen zu können. Das kann sich in Form folgender Symptome zeigen: Blähungen, Aufstoßen, Völlegefühl, saures Aufstoßen, Sodbrennen, Durchfall, Verstopfung, Bleistiftkot, unverdaute Nahrung im Stuhl oder Gewichtszunahme, obwohl Sie nicht übermäßig viel essen. Die Einnahme von Verdauungsenzymen oder Salzsäuretabletten über einen längeren Zeitraum hinweg ist keine gute Lösung bei Verdauungsproblemen, da solche Mittel die natürlichen Verdauungsfunktionen Ihres Körpers teilweise übernehmen können. Stattdessen sollten Sie Ihren Körper so unterstützen, dass er seine Arbeit eigenständig erledigen kann. Ein Arzt, der Naturheilverfahren anwendet, ein Akupunkteur oder Fachmann in Kräuterheilkunde kann Ihnen helfen herauszufinden, ob Sie Verdauungsprobleme haben. Ein solcher „heilkundiger" Therapeut kann Ihnen auch Ernährungsempfehlungen geben, die auf Ihre individuelle Konstitution und eventuell vorhandenen Gesundheitsprobleme zugeschnitten sind, und er kann Ihnen Heilkräuter verschreiben, die Ihr Verdauungssystem wieder ins Gleichgewicht bringen.

Zwar wird häufig empfohlen zu fasten, um dem Verdauungssystem eine Pause zu gönnen, doch tatsächlich ist Fasten eine zusätzliche Belastung für die Verdauungsorgane. Falls Sie eine Entschlackung durchführen wollen, verwenden Sie dafür Heilkräuter und Indischen Flohsamen (*plantago ovata*), aber stellen Sie nicht das Essen ein. Ein anderer, weitverbreiteter Irrtum ist, dass rohe Speisen und Vollkorn die gesündesten Nahrungsmittel seien. Bei den meisten Nahrungsmitteln ist es jedoch besser, sie zu kochen (ohne sie zu zerkochen!), um den chemischen Zersetzungsprozess anzustoßen und Ihrem Verdauungssystem seine Arbeit zu erleichtern. Falls Sie Verdauungsprobleme haben, sind weißer Reis und weißes Brot leichter zu verdauen als Vollkornprodukte. Wenn Ihre Verdauungsfunktion wieder hergestellt ist, kann Ihr Therapeut Ihnen die Nahrungsmittel empfehlen, die für Ihre körperliche Verfassung am besten geeignet sind.

Falls Sie unter chronischem Durchfall leiden, bleibt die Nahrung nicht lange genug in Ihrem Verdauungstrakt, um ausreichend resorbiert zu werden. In diesem Fall müssen Sie die Ursache des Durchfalls ermitteln und beseitigen. Häufig können Akupunktur, Heilkräuter und eine Ernährungsumstellung solche Probleme lösen.

Ich habe schon viele Menschen gesehen, die ihrem Verdauungssystem Schaden zugefügt haben, indem sie zu viele Heilkräuter einnahmen oder Kräuter, die für ihre spezifischen Gesundheitsbeschwerden und ihren Gesundheitszustand ungeeignet waren. Die meisten Heilkräuter sollten nur auf Empfehlung eines qualifizierten Heilpraktikers eingenommen werden. Ein Kraut, das einem Freund oder Familienmitglied geholfen hat, muss nicht unbedingt auch für Sie geeignet sein.

Risikogruppen

Sie können überdurchschnittlich anfällig für ernährungsbedingte Mangelerscheinungen sein, wenn Sie schon etwas älter sind, wenn Sie schwanger sind oder stillen, wenn Ihnen aufgrund Ihrer finanziellen Situation entsprechende Lebensmittel fehlen, wenn Sie unter Depressionen leiden oder anderweitig krank sind oder wenn Sie Alkohol oder andere Drogen missbrauchen. Falls Sie oft Diäten machen, in deren Rahmen Sie bestimmte wichtige Nahrungsmittelgruppen meiden, oder falls Sie unter einer Essstörung leiden, kann es ebenfalls gut sein, dass Sie nicht ausreichend mit bestimmten Nährstoffen versorgt werden. Und generell gilt, dass viele von uns sich unausgewogen und nährstoffarm ernähren. Falls Sie häufig Fertiggerichte essen, sollten Sie sich der Tatsache bewusst sein, dass solche Produkte weniger Nährstoffe enthalten als frisch zubereitete Speisen.

6.2 Vegetarische Ernährung und Nährstoffe

Wenn ein Vegetarier in mein Büro kommt und ich die Vermutung äußere, dass ein Zusammenhang zwischen seinen Kopfschmerzen und dem Mangel an hochwertigen Proteinen (Eiweiß) in seiner Ernährung bestehen könnte, bekomme ich häufig zu hören: „Ich ernähre mich seit 20 Jahren vegetarisch, aber die Kopfschmerzen haben erst vor zehn Jahren angefangen!" Ich bin davon überzeugt, dass durch einen Mangel an hochwertigem Eiweiß ein fortschreitendes Problem entsteht und dass es einige Jahre dauern kann, bevor bestimmte Symptome zutage treten.

Die meisten Menschen sollten sich nicht ausschließlich vegetarisch ernähren. Die Formen von Vitamin B_6, die in Lebensmitteln aus tierischer Herkunft enthalten sind, zeichnen sich dadurch aus, dass sie stabiler sind als die Hauptform aus pflanzlicher Herkunft, und daher werden sie weniger wahrscheinlich beim Kochen oder Einmachen beschädigt oder zerstört. Außerdem ist Vitamin B_{12} nur in tierischen Proteinen enthalten (auch in Milchprodukten). Selbst Bierhefe enthält kein B_{12}, wenn sie nicht auf einem speziellen Nährboden gezogen wird, der dieses Vitamin enthält.

Selbsthilfetechnik: Nehmen Sie mehr tierisches Eiweiß zu sich. Falls Sie sich vegetarisch ernähren, sollten Sie zumindest Eier aus ökologischer Produktion essen, da sie eine Quelle hochwertigen Proteins sind. Die meisten Vegetarier stellen ihre Ernährung nicht so günstig um, dass sie eine ausgewogene Kombination von Aminosäuren (den Bausteinen, aus denen Proteine zusammengesetzt sind) zu sich nehmen. Und selbst wenn ihnen das gelingt, berichten viele nach einigen Monaten, dass sie sich besser fühlen, wenn sie wieder hochwertige, tierische Proteine zu sich nehmen – und zwar auch dann, wenn es sich nur um ein paar Eier oder ein Stück Fisch pro Woche oder zweimal im Monat handelt.

6.3 Vitamine

Eine ausreichende Versorgung mit Vitamin C und den Vitaminen der B-Gruppe ist wichtig bei der Bekämpfung von Triggerpunkten und Kopfschmerzen. Die B-Vitamine sollten zusammen aufgenommen werden, da sie dann aufgrund bestimmter Wechselwirkungen vom Körper besser aufgenommen und genutzt werden können.

Vitamin C

Vitamin C lindert den Muskelkater nach körperlichen Übungen und stärkt die Kapillaren. Wenn diese winzigen Blutgefäße bei Ihnen besonders empfindlich sind, bekommen Sie leicht Hämatome (Hinweis: Wenn Sie sich nicht daran erinnern können, wie ein blauer Fleck entstanden ist, sind Sie wahrscheinlich besonders anfällig für Hämatome). Vitamin C ist für die Bildung von Kollagen (Bindegewebe) und Knochenmasse erforderlich und wird bei der Synthese der Neurotransmitter (Botenstoffe) Noradrenalin und Serotonin benötigt. Ihr Körper braucht Vitamin C bei Stressreaktionen, es spielt eine wichtige Rolle bei der Immunabwehr, und es reduziert die Empfindlichkeit von Triggerpunkten, die durch Infektionen verursacht wurden. Vitamin C hilft gegen allergiebedingten Durchfall; wenn man allerdings zu viel davon zu sich nimmt, kann es wässrigen Durchfall oder unspezifische Urethritis (Harnröhrenentzündung) verursachen.

Zu den Symptomen eines beginnenden Vitamin-C-Mangels zählen Mattigkeit, Lethargie, Reizbarkeit, unspezifische Gelenk- und Muskelschmerzen, Anfälligkeit für Hämatome und manchmal Gewichtsverlust. Bei einem schweren Vitamin-C-Mangel (Skorbut) färbt sich der Gaumen rot, schwillt an und blutet leicht und die Zähne lockern sich oder fallen aus (in den westlichen Industrieländern tritt dieses Krankheitsbild allerdings nur selten auf). Überdurchschnittlich häufig von Vitamin-C-Mangel betroffen sind Raucher, Alkoholiker, ältere Menschen (der Vitamin-C-Spiegel im Gewebe sinkt mit zunehmendem Alter), überwiegend mit Kuhmilch gestillte Säuglinge (meist im Alter zwischen sechs und zwölf Monaten), unter chronischem Durchfall leidende Menschen, psychisch gestörte Patienten und Personen, die Modediäten befolgen.

Selbsthilfetechnik: Sorgen Sie dafür, dass Sie genug Vitamin C zu sich nehmen. Zu den Nahrungsmitteln mit hohem Vitamin-C-Gehalt zählen Zitrusfrüchte und frische Säfte, roher Brokkoli, roher Rosenkohl, Markstammkohl, Grünkohl, Speiserüben, Guave, rohe Paprikaschoten, andere Kohlsorten und Kartoffeln. Nach heutigem Wissensstand kann der Körper höchstens 400 Milligramm Vitamin C pro Tag nutzen. Wenn man über 1000 Milligramm pro Tag zu sich nimmt, erhöht sich bei Menschen mit Nierenproblemen das Risiko, dass sich Nierensteine bilden; daher ist eine Überdosierung von Vitamin C nicht zu empfehlen. Frauen, die ein Östrogenpräparat oder eine Antibabypille einnehmen, brauchen eventuell eine etwas höhere Tagesdosis von 500 Milligramm. Vitamin C sollte nicht zusammen mit einem Antazidum (Magensäure bindendes Mittel) eingenommen werden; da „Vitamin C" lediglich eine andere Bezeichnung für Ascorbinsäure ist und Antazida den Zweck haben, Säure zu neutralisieren, führt die gleichzeitige Einnahme eines Antazidums dazu, dass das Vitamin C neutralisiert und somit wirkungslos wird.

Vitamin B_1

Vitamin B_1 (Thiamin) wird für die normale Funktion der Nerven und bei der Erzeugung von Energie in den Muskelzellen gebraucht. Ein Mangel an Vitamin B_1 kann sich durch verminderte Schmerz-, Temperatur- und Vibrationsempfindlichkeit bemerkbar machen; außerdem können nächtliche Wadenkrämpfe auftreten, leichte Schwellungen, Verstopfung und Erschöpfung. Der Körper braucht Vitamin B_1, um ausreichende Mengen an Schilddrüsenhormonen produzieren zu können (für weiterführende Informationen zu diesem Thema siehe Kapitel 7, „Weitere chronifizierende Faktoren", Abschnitt „Organversagen und Krankheiten"). Alkoholmissbrauch vermindert die Aufnahme von Vitamin B_1 und Lebererkrankungen behindern dessen Resorption noch weiter. Antazida, das in schwarzem Tee enthaltene Tannin (Gerbsäure) oder Magnesiummangel können ebenfalls die Aufnahme von Vitamin B_1 beeinträchtigen. Da Vitamin B_1 wasserlöslich ist, wird es zu schnell ausgeschieden, wenn Sie harntreibende Mittel nehmen oder übermäßig viel Flüssigkeit trinken. Vitamin B_1 kann bei der Verarbeitung von Nahrungsmitteln oder durch Erhitzen auf Temperaturen über 100 °C zerstört werden.

Selbsthilfetechnik: Sorgen Sie dafür, dass Sie genug Vitamin B_1 zu sich nehmen. Zu den Nahrungsmitteln mit hohem Vitamin-B_1-Gehalt zählen mageres Schweinefleisch, Niere, Leber, Rind, Eier, Fisch, Bohnen und manche aus ungeschältem Vollkorn-Getreide hergestellten Zerealien.

Vitamin B_2

Eine Studie ergab, dass durch die Einnahme von 400 Milligramm Vitamin B_2 (Riboflavin oder Laktoflavin) pro Tag die durchschnittliche Häufigkeit und Dauer von Migräneattacken innerhalb von einigen Monaten reduziert werden konnten (Schoenen, Jacquy & Lenaerts, 1998). Diese Studie zeigte, dass Teilnehmer, die Vitamin B_2 einnahmen, nach drei Monaten 37 Prozent weniger Migräneanfälle erlitten; allerdings waren diese Anfälle, wenn sie denn auftraten, nicht wesentlich schwächer. Die positive Wirkung von Vitamin B_2 machte sich schon nach etwa einem Monat bemerkbar, sein voller Nutzen hatte sich nach drei Monaten entfaltet. Die Wissenschaftler stellten die These auf, dass ein Mangel an Vitamin B_2 Migräne verursachen kann, da er die Fähigkeit der Zellen beeinträchtigt, Energie fürs Gehirn und den restlichen Körper zu erzeugen.

Selbsthilfetechnik: Sorgen Sie dafür, dass Sie genug Vitamin B_2 zu sich nehmen. Zu den Nahrungsmitteln mit hohem Vitamin-B_2-Gehalt zählen Käse, Eigelb, Fisch, Gemüse, Fleisch, Milch, Geflügel, Spinat, Vollkornprodukte, Joghurt, Spargel, Avocados, Rosenkohl, Johannisbeeren, Riementang, grünes Blattgemüse, Pilze, Sirup und Nüsse.

Vitamin B_6

Vitamin B_6 (Pyridoxin) ist wichtig für die Funktion der Nerven, für den Energiestoffwechsel, den Aminosäurestoffwechsel und die Synthese von Neurotransmittern, unter anderem Noradrenalin und Serotonin, die wichtige Rollen bei der Schmerzwahrnehmung spielen. Ein Mangel an Vitamin B_6 führt zu Anämie (Blutarmut), verminderter Aufnahme und Einlagerung von Vitamin B_{12}, vermehrter Ausscheidung von Vitamin C und einer Blockade der Niacin-Synthese; außerdem kann er dazu führen, dass der Hormonhaushalt aus dem Gleichgewicht gerät. Vitamin-B_6-Mangel äußert sich durch die gleichen Symptome wie der Mangel eines anderen Vitamins der B-Gruppe, da Vitamin B_6 gebraucht wird, damit all die anderen Vitamine der B-Gruppe ihre Aufgaben erledigen können. Der Bedarf an Vitamin B_6 steigt mit zunehmendem Alter und eiweißreicher Ernährung. Tropische Sprue (eine Malabsorptionskrankheit) und Alkoholkonsum stören die B_6-Aufnahme des Körpers. Die Einnahme einer Antibabypille erhöht Ihren B_6-Bedarf und führt zu geringerer Glukosetoleranz (ein prädiabetisches Symptom); dies kann zu Depressionen führen, wenn Sie Ihre Ernährung nicht durch Vitamin B_6 ergänzen – vor allem wenn Depressionen bei Ihnen früher bereits vorgekommen sind. Die Einnahme von Kortikosteroiden, übermäßiger Alkoholkonsum, Schwangerschaft und Stillen, Tuberkulosemedikamente, Urämie (Harnvergiftung) und Hyperthyreose (Schilddrüsenüberfunktion) erhöhen ebenfalls den Vitamin-B_6-Bedarf.

Selbsthilfetechnik: Sorgen Sie dafür, dass Sie genug Vitamin B_6 zu sich nehmen. Zu den Nahrungsmitteln mit hohem Vitamin-B_6-Gehalt zählen Leber, Niere, Huhn (weißes Fleisch), Heilbutt, Thunfisch, Walnüsse, Sojamehl, weiße Bohnen, Bananen und Avocado; denken Sie jedoch daran, dass Vitamin B_6, das aus tierischen Quellen stammt, während des Kochens oder Einmachens stärker erhalten bleibt als die Hauptform aus pflanzlichen Quellen. Auch Hefe, mageres Rindfleisch, Eigelb und Vollkornweizen enthalten eine gewisse Menge an Vitamin B_6.

Vitamin B_{12}

Vitamin B_{12} (Cyanocobalamin) muss zusammen mit Folsäure zugeführt werden, damit der Körper rote Blutzellen bilden kann und andere Zellen, die sich schnell teilen (wie sie zum Beispiel im Magen-Darm-Trakt zu finden sind), und damit er Fettsäuren synthetisieren kann, die bei der Bildung von Bestandteilen bestimmter Nervenfasern benötigt werden. Auch im Fett- und Kohlehydratstoffwechsel wird Vitamin B_{12} benötigt. Ein Mangel an Vitamin B_{12} kann zur Entstehung einer perniziösen (bösartigen) Anämie führen, einer Blutkrankheit, die zu verminderter Sauerstoffversorgung sämtlicher Gewebearten – einschließlich der Muskulatur und eventuell darin vorhandener Triggerpunkte – führt, wodurch der Teufelskreis aus Fehlfunktion und Schmerz verstärkt wird. Außerdem kann Vitamin-B_{12}-Mangel zu unspezifischen Depressionen führen (Depressionen, die nicht vorübergehend sind und nicht durch ein bestimmtes Ereignis ausgelöst wurden), zu Mattigkeit, übermäßig schreckhaften Reaktionen auf Geräusche oder Berührungen sowie eine erhöhte Anfälligkeit für die Entstehung von Triggerpunkten. Verschiedene Medikamente können, ebenso wie eine Überdosierung von Vitamin C über längere Zeiträume, die Resorption von Vitamin B_{12} beeinträchtigen.

Selbsthilfetechnik: Sorgen Sie dafür, dass Sie genug Vitamin B_{12} zu sich nehmen. Tierische Erzeugnisse und auf einem speziellen Nährboden gezogene Bierhefe sind die einzigen Nahrungsmittel, die Vitamin B_{12} enthalten. Menschen, die sich strikt vegetarisch ernähren, müssen Ihre Ernährung mit diesem Vitamin ergänzen.

Folsäure

Folsäure ist ein weiteres Mitglied der Vitamin-B-Gruppe. Folsäuremangel kann dazu führen, dass Sie leicht ermüden, schlecht schlafen oder sich entmutigt und deprimiert fühlen. Er kann auch zu einem Restless-Legs-Syndrom führen, zu diffusen Muskelschmerzen, Durchfall oder einem Taubheitsgefühl in den Gliedmaßen. Sie könnten häufig frösteln und eine etwas niedrigere Körpertemperatur als die normalen 37 °C haben. Folsäuremangel kann auch zu einer megaloblastären Anämie führen, einer Blutkrankheit, bei der die roten Blutzellen abnorm vergrößert sind und die in den meisten Fällen auf Folsäure- und/oder Vitamin-B_{12}-Mangel zurückzuführen ist.

Folsäuremangel kommt erstaunlich häufig vor; verschiedene Studien haben gezeigt, dass in den Vereinigten Staaten mindestens 15 Prozent der weißen Bevölkerung sowie mindestens 30 Prozent der Afro- und Hispanoamerikaner darunter leiden. Das Problem entsteht unter anderem dadurch, dass 50 bis 95 Prozent des Folsäuregehalts von Nahrungsmitteln durch Verarbeitung und Zubereitung zerstört werden können – das heißt, dass Sie auch bei einer Ernährung, die reich an folsäurehaltigen Lebensmitteln ist, womöglich nicht in deren Genuss kommen (Travell & Simons, 1999).

Folsäure wird im Verdauungstrakt in ihre aktive Form umgewandelt, aber diese Umwandlung wird durch Erbsen, Bohnen und säurehaltige Speisen gehemmt; daher sollten Sie solche Lebensmittel getrennt von Ihren Folsäurequellen zu sich nehmen. Das größte Risiko eines Folsäuremangels besteht bei älteren Menschen sowie Personen mit einer Verdauungsstörung, bei schwangeren oder stillenden Frauen und bei Menschen, die regelmäßig Medikamente einnehmen oder Alkohol konsumieren. Bestimmte Medikamente bauen Folsäure ab, zum Beispiel Entzündungshemmer (etwa Aspirin), Diuretika (harntreibende Mittel), Östrogene (wie sie beispielsweise in der Antibabypille oder in östrogenbasierten Hormonersatzpräparaten vorkommen) und Antikonvulsiva (krampflösende Mittel).

Selbsthilfetechnik: Sorgen Sie dafür, dass Sie genug Folsäure zu sich nehmen. Zu den Nahrungsmitteln mit hohem Folsäuregehalt zählen grünes Blattgemüse, Bierhefe, Organfleisch, Obst und kurz gegarte Gemüsesorten wie zum Beispiel Brokkoli und Spargel. Wie bei Ascorbinsäure (Vitamin C) sollten Sie ein Folsäurepräparat nicht zusammen mit einem Antazidum einnehmen. Bitte beachten Sie auch, dass Sie ausreichend mit Vitamin B_{12} versorgt sein müssen, um Folsäure resorbieren zu können – wenn Sie Ihre Ernährung mit nur einem dieser beiden Vitamine ergänzen, kann dadurch ein schwerer Mangel des jeweils anderen überdeckt werden.

6.4 Mineralstoffe

Calcium, Magnesium, Kalium und Eisen sind notwendig, damit die Muskulatur normal funktionieren kann. Eisen wird gebraucht, um die Muskelfasern mit Sauerstoff zu versorgen. Calcium ist erforderlich, um an den Nervenenden Acetylcholin freizusetzen, und sowohl Calcium als auch Magnesium werden gebraucht, wenn Muskelfasern kontrahieren. Kalium wird gebraucht, um Muskelfasern schnell für die nächste Kontraktion in Bereitschaft zu versetzen, und Kaliummangel kann bei Fitnessübungen oder anderen körperlichen Aktivitäten Muskelkater verursachen. Jeder Mangel an einem dieser Mineralstoffe erhöht die Reizbarkeit von Triggerpunkten. Calcium, Magnesium und Kalium sollte man zusammen zu sich nehmen, da ein erhöhter Spiegel eines dieser Stoffe zur Absenkung der jeweiligen Spiegel der anderen führen kann.

Kochsalz ist ein weiterer wichtiger Mineralstoff. Sie sollten es nicht völlig aus ihrer Ernährung verbannen – besonders dann nicht, wenn Sie zum Schwitzen neigen. Sie brauchen etwas Salz in Ihrer Ernährung, es sei denn, Ihr Arzt hat Ihnen wegen bestimmter Beschwerden etwas anderes gesagt. Ein zu niedriger Natrium-, Calcium-, Magnesium- oder Kaliumspiegel kann zu Muskelkrämpfen führen.

Calcium

Calciumhaltige Kautabletten oder andere Antazida können Calciumpräparate nicht ersetzen, da sie Magensäure neutralisieren, die zur Resorption von Calcium benötigt wird. Falls Sie auf ein Antazidum angewiesen sind, nehmen Sie Ihre Calcium-Magnesium-Tabletten mehrere Stunden davor oder danach, sodass die Mineralstoffe möglichst gut aufgenommen werden können. Bei der Calcium-Resorption wird Vitamin D_3 benötigt. Es ist besonders wichtig, zumindest einige Jahre vor der Menopause Calcium einzunehmen, um einer Osteoporose vorzubeugen.

Calciumkanalblocker, die gegen Hypertonie (Bluthochdruck) verschrieben werden, hemmen die Resorption von Calcium in das sarkoplasmatische Retikulum der glatten Muskulatur und der Herzmuskeln. Da dies vermutlich auch für die Skelettmuskulatur gilt, werden Triggerpunkte wahrscheinlich durch Calciumkanalblocker verschlimmert und ihre Behandlung wird erschwert. Falls Sie einen Calciumkanalblocker einnehmen, sollten Sie Ihren Arzt fragen, ob Sie auf ein anderes Medikament ausweichen können. Außerdem sollten Sie die Ursachen Ihres Bluthochdrucks behandeln, etwa durch Akupunktur, Umstellung Ihrer Ernährung, Fitnesstraining oder was immer in Ihrem Fall Erfolg versprechend sein mag.

Selbsthilfetechnik: Sorgen Sie dafür, dass Sie genug Calcium zu sich nehmen. Zu den Nahrungsmitteln mit hohem Calciumgehalt zählen Lachs, Sardinen, andere Meeresfrüchte, grünes Blattgemüse, Mandeln, Spargel, Zuckerrohrmelasse, Bierhefe, Brokkoli, Kohl, Johannisbrot, Markstammkohl, Löwenzahnblätter, Feigen, Haselnüsse, Grünkohl, Riementang, brauner Senf (Rutenkohl), Haferkörner, Petersilie, Pflaumen, Sesamkörner, Tofu und Speiserüben. Milchprodukte und Molke sind ebenfalls gute Calciumquellen, sind aber kontraindiziert, falls Sie unter Fibromyalgie leiden oder unter einer nach den Grundsätzen der traditionellen chinesischen Medizin diagnostizierten, durch „Feuchtigkeit / Nässe" verursachten Störung.

Magnesium

Wenn Sie sich gesund ernähren, bekommen Sie in der Regel genug Magnesium; ein eventuell vorhandener Magnesiummangel wäre dann wahrscheinlich auf Malabsorption, ein Nierenleiden oder Flüssigkeits- und Elektrolytverlust zurückzuführen. Der Magnesiumspiegel sinkt nach körperlicher Anstrengung, aber wenn Sie es mit Ihrem Fitnessprogramm nicht übertreiben und ausreichend Magnesium zu sich nehmen, verbessern Sie dadurch die Effizienz des Zellstoffwechsels und die Leistungsfähigkeit Ihrer Herz- und Atmungsfunktionen. Durch Alkoholkonsum, harntreibende Mittel, chronischen Durchfall oder die Zufuhr von Fluorid oder großen Mengen an Zink und Vitamin D erhöht sich der Magnesiumbedarf des Körpers.

Selbsthilfetechnik: Sorgen Sie dafür, dass Sie genug Magnesium zu sich nehmen. Die meisten Nahrungsmittel enthalten Magnesium, vor allem Fleisch, Fisch und andere Meeresfrüchte, Äpfel, Aprikosen, Avocados, Bananen, Zuckerrohrmelasse, Bierhefe, brauner Reis, Feigen, Knoblauch, Riementang, Limabohnen, Hirse, Nüsse, Pfirsiche, Augenbohnen, Sesamkörner, Tofu, grünes Blattgemüse, Weizen und Vollkornprodukte. Milchprodukte und Molke sind ebenfalls gute Magnesiumquellen, sind aber kontraindiziert, falls Sie unter Fibromyalgie leiden oder unter einer nach den Grundsätzen der traditionellen chinesischen Medizin diagnostizierten, durch „Feuchtigkeit / Nässe" verursachten Störung.

Kalium

Eine Ernährung, die viel Fett, Zucker und zu viel Kochsalz enthält, führt zu Kaliummangel, ebenso wie die Verwendung von Abführmitteln und manchen Diuretika. Auch Durchfall senkt den Kaliumspiegel. Wenn Sie unter häufigem Harndrang leiden – vor allem, wenn Ihr Urin farblos ist statt gelb –, dann versuchen Sie es mit einem Kaliumpräparat. Häufiges Urinieren führt zu Kaliummangel, und da Kaliummangel wiederum häufiges Urinieren verursachen kann, entsteht möglicherweise ein sich selbst verstärkender Teufelskreis.

Selbsthilfetechnik: Sorgen Sie dafür, dass Sie genug Kalium zu sich nehmen. Zu den Nahrungsmitteln mit hohem Kaliumgehalt zählen Obst (vor allem Bananen und Zitrusfrüchte), Kartoffeln, grünes Blattgemüse, Weizenkeime, Bohnen, Linsen, Nüsse, Datteln und Pflaumen.

Eisen

Eisenmangel kann zu Anämie führen und ist zumeist auf übermäßigen Blutverlust zurückzuführen, der durch starke Monatsblutungen entstehen kann oder durch Hämorrhoiden, Darmblutungen, zu häufiges Blutspenden oder ein Geschwür. Andere häufige Ursachen von Eisenmangel sind lange Krankheiten, die langfristige Verwendung von Antazida, schlechte Verdauung, übermäßiger Konsum von Kaffee oder schwarzem

Tee oder die anhaltende Verwendung von NSAIDs (*nonsteroidal anti-inflammatory drugs*, „nicht-steroidale Antiphlogistika", zum Beispiel Ibuprofen). Zu den frühen Symptomen eines Eisenmangels zählen Müdigkeit, verminderte Ausdauer und die Unfähigkeit, in kühler Umgebung warm zu bleiben. Etwa 18 Prozent aller menstruierenden Frauen in Deutschland sind von Eisenmangel betroffen (medizin.de, 2011); weltweit sind es etwa 15 Prozent (Simons, Travell & Simons, 1999).

Falls Sie den Verdacht haben, unter Eisenmangel zu leiden, sollten Sie Ihren Hausarzt konsultieren. Über das in einem Multivitamin- oder Multimineralstoffpräparat enthaltene Eisen hinaus sollten Sie kein Eisenpräparat nehmen, weil durch zu viel Eisen bestimmte Gesundheitsrisiken entstehen. Außerdem sollten Sie kein Eisen einnehmen, wenn Sie unter einer Entzündung leiden oder an Krebs erkrankt sind. Der Körper speichert Eisen so, dass es für Bakterien unzugänglich ist, und im Falle einer Krebserkrankung kann es die krebsbekämpfende Funktion bestimmter Zellen unterdrücken.

Selbsthilfetechnik: Sorgen Sie dafür, dass Sie genug Eisen zu sich nehmen – aber nicht zu viel. Eisen wird am besten zusammen mit Vitamin C aufgenommen. Für die meisten Menschen genügen normale Lebensmittel als Quelle, um Ihre Versorgung mit Eisen zu verbessern. Zu den Nahrungsmitteln mit hohem Eisengehalt zählen Eier, Fisch, Leber, Geflügel, grünes Blattgemüse, Vollkornprodukte, Mandeln, Avocados, Rüben, Zuckerrohrmelasse, Bierhefe, Datteln, Eigelb, Riementang, Kidney- und Limabohnen, Linsen, Hirse, Petersilie, Birnen, Pflaumen, Kürbisse, Rosinen, Sesamkörner und Sojabohnen. In Milch und Milchprodukten oder Calciumpräparaten enthaltenes Calcium kann die Aufnahme von Eisen beeinträchtigen – daher sollten Sie ein Calciumpräparat nicht zugleich mit einem Eisenpräparat einnehmen.

6.5 Wasser

Es ist wichtig, genug Wasser zu trinken, da Dehydratation (Austrocknung) Kopfschmerzen verursachen kann. Sie kommt besonders häufig bei Menschen vor, die harntreibende Mittel oder viel Kaffee oder andere harntreibende Getränke zu sich nehmen. Probieren Sie aus, ob es Ihnen hilft, bei einsetzendem Kopfschmerz einen Liter Wasser zu trinken.

Sie sollten kein destilliertes Wasser oder Regenwasser trinken, da Sie die Mineralstoffe brauchen, die nichtdestilliertes Wasser enthält. Falls Sie in Flaschen abgefülltes Wasser trinken, sollten Sie wissen, aus welcher Quelle es stammt, damit Sie sicher sein können, dass es nicht destilliert wurde und ihm nicht anderweitig die Mineralstoffe entzogen wurden.

Selbsthilfetechnik: Trinken Sie genug Wasser. Sie sollten etwa zwei Liter Wasser pro Tag zu sich nehmen – allerdings mehr, falls Sie relativ schwer sind oder viel schwitzen. Hier ist eine Faustregel für Personen, die über 45 Kilogramm wiegen: Teilen Sie Ihr Körpergewicht in Kilogramm durch 30 und trinken Sie pro Tag die entsprechende Menge Wasser in Litern. Wenn Sie also 65 kg wiegen, sollten Sie etwa 2,2 Liter trinken. Bei sehr heißem Wetter sollten Sie mindestens einen Liter zusätzlich trinken. Ebenso steigt der Flüssigkeitsbedarf, während Sie Fitnessübungen machen und danach. Allerdings: Zu viel des Guten kann auch ein Problem sein. Wenn Sie zu viel Wasser trinken, können Sie Ihren Vitamin-B_1-Spiegel (Thiaminspiegel) und den Spiegel anderer wasserlöslicher Vitamine zu sehr absenken. Davon abgesehen ist Wasser bei Raumtemperatur besser als kaltes Wasser; wenn Sie etwas Kaltes trinken, muss Ihr Magen Energie einsetzen, um es aufzuwärmen, wodurch Ihr Verdauungssystem belastet wird.

6.6 Ungesunde Ernährung

Eine Ernährung, die Triggerpunkte verschlimmert, ist ein häufig auftretender und wichtiger chronifizierender Faktor bei den meisten Arten von Kopfschmerz. Je nach Konstitution, Gesundheitszustand und eventuell bestehenden Nahrungsmittelallergien kann es zur Linderung Ihrer Schmerzen enorm hilfreich sein, bestimmte Lebensmittel zu meiden.

Sie sollten die im Folgenden aufgeführten Nahrungsmittel und Stoffe jeweils über einen Zeitraum von mindestens zwei Monaten meiden, um herauszufinden, ob das Weglassen eines bestimmten Ernährungsbestandteils hilfreich ist, während Sie sich gleichzeitig durch Akupunktur behandeln lassen und/oder Heilkräuter und andere Nahrungsergänzungsmittel einnehmen. Viele Leute setzen ein Lebensmittel oder eine andere Substanz für kurze Zeit ab, vielleicht nur für eine Woche, bevor Sie den Schluss ziehen, es mache keinen Unterschied, und wieder anfangen, es zu konsumieren. Oder die betreffenden Lebensmittel, Getränke oder sonstigen Substanzen sind ihnen so wichtig, dass sie lieber ihren Schmerz und andere Beschwerden ertragen, als auf den Konsum dieser Substanzen zu verzichten. Seine Schlussfolgerungen nach einer zu kurzen Testphase zu ziehen ist eine von vielen Arten, den fortgesetzten Konsum der betreffenden Substanz zu rechtfertigen.

Lebensmittel und Getränke, die Sie meiden sollten

Vielleicht fällt es Ihnen schwer, etwas aufzugeben, was Sie besonders gern essen oder trinken. Dennoch möchte ich Sie bitten, den folgenden Abschnitt zu lesen und sich klarzumachen, dass die aufgeführten Substanzen die Ursache Ihrer Kopfschmerzen sein könnten – dann können Sie zumindest eine fundierte Entscheidung darüber treffen, wie wichtig es Ihnen ist, Ihre Schmerzen loszuwerden.

Koffein

Koffein wird häufig bei der Behandlung von Kopfschmerz eingesetzt. Allerdings kann das zu Rebound-Kopfschmerzen führen, was bedeutet, dass eine solche Behandlung eine Weile helfen mag, dass sie aber die Ursachen der Schmerzen chronifiziert und daher weitere Kopfschmerzen nach sich zieht.

Koffein führt zu einer anhaltenden Kontraktion der Muskelfasern (was manchmal als „Koffeinstarre" bezeichnet wird), und es verstärkt die Anspannung der Muskulatur und die Reizbarkeit von Triggerpunkten, was zu stärkeren Schmerzen führt. Koffein verursacht die Freisetzung von zu viel Calcium aus dem sarkoplasmatischen Retikulum und stört die Wiedereinbindung von Calciumionen in dasselbe. Travell und Simons (1983) stellten fest, dass eine Menge von über 150 Milligramm Koffein pro Tag (mehr als zwei 0,25-Liter-Tassen normaler Kaffee) zu einer Koffeinstarre führt. Ich vermute, dass bei manchen Menschen schon eine geringere Dosis dafür ausreicht. Wenn Sie Ihren täglichen Konsum berechnen, denken Sie bitte daran, auch das Koffein zu berücksichtigen, das in Tee, Softdrinks und anderen Getränken sowie Medikamenten, die Sie vielleicht einnehmen, enthalten ist. Und denken Sie bitte daran, dass Espresso und ähnliche Getränke Koffein in wesentlich höheren Konzentrationen enthalten.

Alkohol, Tabak und Marihuana

Alkohol ist nicht nur Auslöser von Kopfschmerz, sondern verschlimmert außerdem Triggerpunkte, indem er den Folsäurespiegel in Blutserum und Gewebe absenkt. Darüber hinaus erhöht Alkohol den Vitamin-C-Bedarf des Körpers, vermindert aber zugleich dessen Fähigkeit, es zu resorbieren. Auch Tabak erhöht den Vitamin-C-Bedarf.

In der traditionellen chinesischen Medizin werden Koffein und Alkohol als sehr „Qi-hemmend" angesehen. Die uralte Vorstellung vom *Qi* lässt sich nicht leicht in die westliche medizinische Terminologie übersetzen. Sie besagt, das Qi sei die Lebensenergie, die durch 14 Haupt-„Meridiane" (Leitbahnen) und mit ihnen verbundene, in alle Teile des Körpers reichende Gefäße fließt. Das Qi lässt Blut und Lymphe fließen. Wenn das freie Fließen des Qi blockiert ist (Stagnation), entstehen Schmerz und Krankheiten. In Anbetracht des heutigen Wissens über die Vorgänge im Körper wird mitunter die Auffassung vertreten, dass mit dem Begriff Qi die biochemischen Prozesse in Lebewesen gemeint sind – die Gesamtheit der elektrischen Impulse, Neurotransmitter, Hormone, Körperflüssigkeiten und zellulären Stoffwechselfunktionen, die uns zu lebenden, atmenden Geschöpfen werden lassen. In Kapitel 1 haben Sie gelesen, dass Triggerpunkte entstehen, wenn Ihre Körperflüssigkeiten nicht frei strömen, wenn der Zellstoffwechsel nicht ordentlich funktioniert und Neurotransmitter nicht normal wirken, wodurch dieses spezielle Qi-Konzept und die These, dass Schmerzen aus Qi-Stagnation entstehen, gestützt werden.

Auch Marihuana ist ausgesprochen Qi-hemmend, und es bleibt nach dem Rauchen etwa drei Monate in Ihrem Körper. Stagnation ist eine der Ursachen von Schmerz; daher wird der Konsum einer dieser Substanzen Ihr Schmerzniveau anheben.

Weitere Lebensmittel

Einige andere Lebensmittel und Getränke können Kopfschmerzen verschlimmern und sollten gemieden werden. Dazu zählen Lebensmittel, die Tyramin enthalten (ein Abkömmling der Aminosäure Tyrosin), insbesondere Rotwein, Bier, Kohl, gealterter Käse, Dosen- und Räucherfisch, Auberginen, Kartoffeln, Tomaten, Feigen, Avocados, Bananen, Nüsse, Erdnussbutter, Zitrusfrüchte, Zwiebeln, Milchprodukte, Hefe und manche Bohnensorten. Andere Lebensmittel, die man meiden sollte: Schokolade, Backwaren und alles, was Nitrate oder Glutamat enthält, sowie verarbeitete, vergorene, eingelegte und marinierte Lebensmittel.

Je nach Schmerztyp zu meidende Lebensmittel und Getränke

Bestimmte Arten von Schmerz werden durch bestimmte Arten von Lebensmitteln und Getränken verschlimmert – und durch andere gelindert. Vielleicht leiden Sie unter mehreren Schmerzarten, und etwas, was gegen die eine Art von Schmerz gut ist, verschlimmert eine andere. Wenn ein Element Ihrer Ernährung im Hinblick auf eine Art von Schmerz problematisch ist, sollten Sie es streichen – und zwar auch dann, wenn es unter einer anderen Schmerzart als nutzbringend aufgeführt ist. Natürlich sollten Sie jedes Lebensmittel meiden, gegen das Sie allergisch sind, unabhängig davon, ob es als nützlich aufgeführt ist.

Es reicht vielleicht nicht aus, lediglich die unten aufgeführten Nahrungsmittel aus Ihrer Ernährung zu verbannen, wenn die vom jeweiligen Lebensmittel verursachten Beschwerden nach wie vor anhalten. Wenn Sie zum Beispiel Lebensmittel gegessen haben, die zur Entstehung von Fibromyalgie führten, haben Sie auch, nachdem Sie deren Verzehr eingestellt haben, nach wie vor Feuchtigkeit/Nässe in Ihrer Muskulatur, die beseitigt werden muss (s. Anhang A, „Ein Wort über Fibromyalgie"). Sie kann mit Akupunktur, Heilkräutern und den unten aufgeführten, nutzbringenden Lebensmitteln behandelt werden.

Qi-Stagnation. Schmerzen, die scharf und stechend sind, bei Stress stärker werden und bei Aktivität schwächer, werden durch – auch koffeinfreien! – Kaffee und schwarzen Tee verstärkt, durch Alkohol, schwere rote Fleischsorten, Konservierungsmittel, scharf gewürzte Speisen, Koffein, Zucker, Marihuana sowie frittierte, ölige oder fettige Speisen. Diese Liste sollten Sie besonders beherzigen, wenn Sie unter Migräne leiden, und beachten Sie bitte auch, dass die Einträge auf dieser Liste den Nahrungsmitteln und Getränken sehr ähneln, die im vorigen Abschnitt besprochen wurden. Zu den Lebensmitteln, die einer Qi-Stagnation entgegenwirken, zählen Rüben, Esskastanien, Dillsamen, Ingwer, Oregano, Safran, Kurkuma, Basilikum, schwarzer

Pfeffer, Schnittlauch, Auberginen, Kohlrabi, Pfirsiche, Saflor, Lorbeerblätter, Kohl, Karotten, Kokosmilch, Knoblauch, Porree, Majoran, Rosmarin und Frühlingszwiebeln. Viele Leute, die unter Qi-Stagnation leiden, neigen dazu, allzu viel Knoblauch, Cayennepfeffer und andere scharf gewürzte Speisen zu sich zu nehmen, weil ihnen das einen Energieschub gibt. Wenn dadurch die Qi-Zirkulation zunächst auch in Gang kommt, so tritt doch bald wieder eine Stagnation ein und das Problem verschlimmert sich.

Feuchtigkeit / Nässe. Beschwerden, die sich bei feuchtem Wetter verstärken und sich durch Schmerzen bemerkbar machen, werden verstärkt durch Milchprodukte, Schweinefleisch und andere reichhaltige Fleischsorten, geröstete Erdnüsse, Säfte aus Konzentrat (vor allem Orangen- und Tomatensaft), Gurken, Krebs, Eier, Tofu, Weizen, Brot, Hefe, Bier, Bananen, Zucker und Süßstoff sowie gesättigte Fettsäuren. Zu den Lebensmitteln, die Feuchtigkeit/Nässe und Phlegma entgegenwirken, zählen Gerste, Mais, Zitrone, Pilze, Sellerie, Zwiebeln, Kohlrabi, Muscheln, Kopfsalat, Seetang, Weintrauben, Alfalfa, Sardinen, Birnen, Grapefruits, Pfefferminze, Rettich, Garnelen, Mandeln und Walnüsse. Diese Liste sollten Sie besonders beherzigen, wenn Sie unter Kopfschmerzen leiden, die von einem dumpfen Gefühl oder Blutstauungen im Kopf begleitet werden.

Kälte. Schmerzen, die stechend sind und sich bei kaltem Wetter stärker bemerkbar machen, werden verstärkt durch kalte Speisen und Getränke, während wärmende Speisen sie lindern, zum Beispiel Ingwer, Kirschen, Pfirsiche, Süßkartoffeln, Rüben, schwarzer Pfeffer, Kokosmilch, Kohlrabi, Muskatnuss, Garnelen, Grüne Minze, Cayennepfeffer, Huhn, Knoblauch, Zwiebeln, Gartenkürbis, Forelle und Walnüsse.

Hitze. Wenn Sie sich heiß fühlen und eine Pulsfrequenz von über 80 pro Minute haben, eine rote Zunge und brennende Schmerzen, die sich bei Anwendung von Hitze und bei heißem Wetter intensiver bemerkbar machen, werden diese Schmerzen häufig durch scharf gewürzte Speisen verstärkt, durch Zwiebeln, schwarzen Pfeffer, Knoblauch, Cayennepfeffer, Chilischoten, Jalapeños, Alkohol und Ingwer. In diesem Fall sollten Sie kühlende Lebensmittel zu sich nehmen, zum Beispiel Spargel, Bananen, Kopfsalat, Kochsalz, Weizen, Hühnereier, Grapefruit, Pfefferminze, Tofu, Muscheln, Zitronen, Kartoffeln und Wassermelone.

Qi-Mangel. Beschwerden, die dumpf und schmerzhaft sind, bei Aktivität stärker werden und bei Ruhe schwächer, werden häufig verstärkt durch Milchprodukte, Tofu, Rohkost und kurz gegartes Getreide, Süßigkeiten, schwer verdauliche Speisen sowie kalte oder gefrorene Speisen und Getränke. Lebensmittel, die das Verdauungssystem stärken, sind hilfreich, zum Beispiel Gartenkürbis, weißer Reis, Ingwer, Hafer, Zimt, Yamswurzeln, Zwiebeln, schwarze Bohnen, Pinienkerne sowie kleine Mengen von tierischem Eiweiß.

6.7 Lebensmittelallergien

Sowohl Umweltallergene als auch in Lebensmitteln enthaltene Allergene bewirken, dass der Körper Histamine ausschüttet, die Triggerpunkte chronifizieren und deren Behandlung erschweren. Die Beschwerden mancher unter Kopfschmerzen leidender Menschen können erheblich gelindert werden, wenn sie solchen Allergenen möglichst wenig ausgesetzt sind. Allergene Speisen zu meiden kann schwierig sein, wenn man in einem Restaurant isst, sich auf Reisen befindet oder im Freundeskreis zum Essen eingeladen wird. Wann immer es sich einrichten lässt, sollten Sie etwas mitnehmen, was Sie essen können, sodass Sie eine Ausweichmöglichkeit haben.

Selbsthilfetechnik: Führen Sie einen Selbsttest auf Nahrungsmittelallergene durch. Es gibt mehrere Verfahren, um zu prüfen, ob man auf bestimmte Lebensmittel allergisch reagiert. Eine der besten Methoden ist eine Ausschlussdiät, bei der man sämtliche unter Verdacht stehende Lebensmittel weglässt und sie dann eines nach dem anderen wieder in seine Ernährung einbaut. Dieses Verfahren wiederholt man reihum für alle verdächtigen Lebensmittel; eine entsprechende Anleitung findet sich in dem Buch *Prescription for Nutritional Healing* (Balch & Balch, 2000) im Kapitel „Allergien". Allerdings sind die meisten Menschen nicht bereit, diesen Ansatz zu verfolgen, da man sich dabei sehr diszipliniert ernähren und sorgfältig einen Monat lang ein Ernährungstagebuch führen muss. Als Alternative bietet das Buch einen Schnelltest an: Setzen Sie sich, entspannen Sie sich für ein paar Minuten, messen Sie anschließend eine Minute lang Ihren Puls und dann essen Sie das Nahrungsmittel, das Sie testen wollen. Bleiben Sie 15 oder 20 Minuten lang ruhig sitzen und messen Sie dann Ihren Puls erneut. Falls Ihre Pulsfrequenz sich um mehr als zehn Schläge pro Minute erhöht hat, sollten Sie einen Monat lang dieses Lebensmittel aus Ihrer Ernährung streichen und dann erneut testen. Eine andere Option ist ein Bluttest auf Nahrungsmittelallergene, der von Ärzten, die Naturheilverfahren anwenden, und von manchen Heilpraktikern angeboten wird.

6.8 Schlussbemerkungen

Wahrscheinlich wird es eine Weile dauern, Ihre Versorgung mit Nährstoffen zu verbessern, Ihre Ernährung umzustellen und schädliche Lebensmittel, Getränke und Inhalationsstoffe zu meiden, aber Sie können damit beginnen, ein Multivitamin- / Multimineralstoff-Nahrungsergänzungsmittel einzunehmen und genügend Wasser zu trinken. Wenn Sie nach und nach erkennen, welche Lebensmittel Sie meiden sollten, können Sie sie durch solche ersetzen, die einen hohen Gehalt an den Vitaminen und Mineralstoffen haben, die in diesem Kapitel besprochen wurden. Achten Sie darauf, dass Sie genügend Eiweiß zu sich nehmen. Da ein niedriger Blutzuckerspiegel ein häufig auftretender Auslöser für Kopfschmerzen ist (worauf im folgenden Kapitel näher eingegangen wird), probieren Sie aus, ob es Ihnen hilft, bei einsetzendem Kopfschmerz einen kleinen Snack zu essen. Falls das Ihre Symptome lindert, sollten Sie versuchen, auch zukünftig öfter kleinere Mahlzeiten zu sich zu nehmen.

Im nächsten Kapitel geht es um die verbleibenden chronifizierenden Faktoren, die am häufigsten Kopfschmerzen auslösen, zum Beispiel emotionale Faktoren, Schlafstörungen, akute und chronische Infektionen, Störungen des Hormonhaushalts sowie Störungen bestimmter Organe und Krankheiten.

7. Weitere chronifizierende Faktoren

Es lohnt sich, einige andere Faktoren zu erwähnen, die Triggerpunkte chronifizieren können, da sie eine wichtige Rolle bei Ihren Kopfschmerzen und CMD-Problemen spielen können. Emotionale Faktoren wie Ängste und Depressionen, aber auch Schlafstörungen, akute oder chronische Infektionen, Störungen des Hormonhaushalts oder Organstörungen und -erkrankungen können an der Entstehung und Chronifizierung von Triggerpunkten beteiligt sein. Um einige dieser Symptome sicher diagnostizieren zu können, sind ärztliche Untersuchungen erforderlich. Daher werden Sie wahrscheinlich einen Arzt konsultieren müssen, um herauszufinden, ob diese Faktoren an der Entstehung Ihrer Kopfschmerzen und Triggerpunkte beteiligt sind.

7.1 Emotionale Faktoren

Emotionale Faktoren können erheblich dazu beitragen, dass Kopfschmerzen entstehen und chronisch werden – und sie können auch viele andere gesundheitliche Beschwerden hervorrufen. Es ist wichtig, die Rolle von Stress und emotionalen Faktoren – wie jeden anderen Faktor auch – bei der Entstehung von Krankheiten zu erkennen und zu berücksichtigen. Zwar ist es durchaus ermutigend, dass die moderne Medizin die Rolle emotionaler Faktoren akzeptiert hat, aber dennoch werden die Beschwerden vieler Menschen von ihrem Hausarzt mit dem Hinweis abgetan: „Sie stehen einfach unter Stress." Dann wird das Gespräch beendet, ohne dass die körperlichen Symptome des Patienten beurteilt oder in Angriff genommen werden. Das gilt vor allem, wenn es um Schmerzen und Depressionen geht. Wenn Sie lange unter Schmerzen gelitten haben, fühlen Sie sich natürlich erschöpft, deprimiert und ängstlich. Das gilt auch umgekehrt: Wenn Sie sich lange genug deprimiert, ängstlich und erschöpft gefühlt haben, werden Sie mit ziemlicher Wahrscheinlichkeit auch körperliche Beschwerden bekommen.

Depressionen

Wenn Sie ein ungewöhnlich starkes Bedürfnis haben, allein zu sein, wenn Sie das Interesse an Ihren Lieblingsaktivitäten verlieren, Ihre berufliche Leistung abnimmt oder wenn Sie Aussehen und Körperpflege vernachlässigen, könnten Sie unter etwas Schwerwiegenderem als einer leichten und vorübergehenden situationsbedingten Depression leiden. Zu den klinischen Symptomen von Depression zählen Schlaflosigkeit, Appetitlosigkeit, Gewichtsverlust, Impotenz oder verminderte Libido, Sehtrübungen, Traurigkeit, Suizid- oder Todesgedanken, die Unfähigkeit, sich zu konzentrieren, schlechtes Erinnerungsvermögen, Unentschlossenheit, nuschelnde Sprechweise und negative Reaktionen auf Ratschläge. Natürlich können diese Symptome auch andere Ursachen haben, und kein einzelnes Symptom zeigt eine Depression an; es ist die Anzahl der Symptome und die Kombination, in der sie auftreten, die zur Diagnose „klinische Depression" führt. Sollten Sie allerdings aus irgendeinem Grunde über Suizid oder Selbstverletzung nachdenken, müssen Sie unbedingt sofort Hilfe in Anspruch nehmen.

Depressionen reduzieren Ihre Schmerztoleranz, verstärken das Schmerzempfinden und wirken sich negativ auf den Erfolg der Triggerpunkt-Therapie aus. Es gibt zahlreiche Ansätze zur Behandlung von Depressionen, zum Beispiel eine Psychotherapie, Veränderungen des Lebensstils und die Einnahme geeigneter Medikamente. Antidepressiva können zwar gegen akute Symptome helfen, aber viele davon haben Nebenwirkungen. Hinzu kommt, dass gewisse Medikamente die Beschwerden, die den zutage tretenden Symptomen zugrunde liegen, verschlimmern können, sodass ein Teufelskreis entsteht.

Ängste

Wenn Sie sehr ängstlich sind, besteht eine hohe Wahrscheinlichkeit, dass Sie zumindest einige Muskeln verspannen und infolgedessen Triggerpunkte entwickeln. Vielleicht beißen Sie die Zähne zusammen, pressen die Zunge gegen Zähne oder Gaumen oder ziehen die Schultern hoch – all diese Verhaltensweisen sind mit verantwortlich für die Entstehung von Triggerpunkten, die Kopfschmerz verursachen. Verspannungen in anderen Bereichen können ebenfalls zur Entstehung von Triggerpunkten und dadurch indirekt zur Entstehung von Kopfschmerzen beitragen: Wenn Sie zum Beispiel Ihre Unterarm-, Bauch- oder Gesäßmuskeln verspannen, wird auch die Rücken- und Nackenmuskulatur in Mitleidenschaft gezogen.

Nehmen Sie Hilfe in Anspruch, wenn Sie unter emotionalen Faktoren leiden

Wenn Sie unter Depressionen oder Ängsten leiden, sollten Sie sich um diese Probleme kümmern, damit Sie schneller von Ihren Schmerzen geheilt werden können. Leider haben Menschen, die unter schweren Depressionen, Ängsten, chronischer Müdigkeit oder extremen Schmerzen leiden, häufig nicht die Energie, an ihrer eigenen Heilung mitzuwirken. Es könnte Ihnen schwerfallen, die Energie aufzubringen, sich eine gesunde Mahlzeit zuzubereiten oder auch nur aus dem Bett aufzustehen, und vielleicht schaffen Sie es nicht, selbst leichten körperlichen Aktivitäten nachzugehen, etwa einen Spaziergang zu machen – obwohl das genau die Dinge sind, die zu Ihrer Gesundung beitragen würden. Vielleicht fällt es Ihnen schwer, einen Termin mit einem Berater oder Therapeuten zu machen. Falls Sie sich in dieser Beschreibung wiedererkennen, sollten Sie nach Möglichkeit alles tun, um den Punkt zu erreichen, an dem Sie sich nach und nach wieder besser um sich selbst kümmern können. Das könnte zum Beispiel bedeuten, dass Sie homöopathische Mittel nehmen, sich per Akupunktur behandeln oder beraten lassen oder dass Sie die in diesem Buch beschriebenen Selbsthilfetechniken anwenden. Vielleicht müssen Sie eine Zeit lang Antidepressiva oder Schmerzmittel nehmen, bis Sie sich gut genug fühlen, um diese Anregungen in Angriff nehmen zu können. Wenn Sie es schaffen, auch nur eine dieser Maßnahmen in die Tat umzusetzen, wird Ihnen das helfen, den Weg zur Heilung einzuschlagen, mehr Energie zu entwickeln und Ihre Lebenssicht aufzuhellen.

Einer der Aspekte, die mir an der traditionellen chinesischen Medizin und an Homöopathie am besten gefallen, ist der Umstand, dass beide davon ausgehen, dass man Körper und Emotionen nicht getrennt voneinander betrachten sollte. Beide Heilsysteme berücksichtigen sowohl körperliche als auch emotionale Symptome, wenn eine Diagnose gestellt wird, und beide Symptomarten werden zugleich behandelt. Akupunktur hat keine Nebenwirkungen und wirkt in den meisten Fällen sehr schnell. Sowohl bei homöopathischen als auch bei auf Heilkräutern basierenden Behandlungen kann eine falsche Verschreibung oder Dosierung – ebenso wie bei verschreibungspflichtigen westlichen Medikamenten – zu Nebenwirkungen führen. Daher ist es wichtig, einen entsprechend ausgebildeten Therapeuten oder Arzt zurate zu ziehen. Detaillierte Empfehlungen zur Behandlung von Depressionen oder Ängsten würden den Rahmen dieses Buches sprengen, aber es gibt zahlreiche hervorragende Selbsthilfebücher zu diesem Thema. Bitte beachten Sie auch den Abschnitt über die Schilddrüse unter der Überschrift „Organstörungen und -erkrankungen" später in diesem Kapitel, da Probleme mit der Schilddrüse eine nicht erkannte Ursache von Depressionen sein können.

Selbsthilfetechnik: Sorgen Sie dafür, dass Sie genug Bewegung bekommen. Durch körperliche Aktivität steigt der Serotoninspiegel. Serotonin ist ein Neurotransmitter (Botenstoff), dem eine wichtige Rolle bei zahlreichen Körperfunktionen zugeschrieben wird, auch bei der Stimmungsregulierung. Da Migräne in vielen Fällen unter anderem durch ein Absinken des Serotoninspiegels entstehen kann, können wahrscheinlich leichte bis moderate Fitnessübungen manch eine Kopfschmerzattacke verhindern. Gehen und tiefes Durchatmen sind wunderbar geeignet, um Anspannungen und Depressionen zu lösen. Selbst wenn Sie nur zehn Minuten pro Tag gehen, kann sich das sehr positiv auswirken – vor allem, wenn Sie an der frischen Luft gehen können.

7.2 Schlafstörungen

Schlafstörungen, Schlafunterbrechungen und zu wenig Schlaf können allesamt Triggerpunkte chronifizieren, und sowohl die Triggerpunkte selbst als auch der Schlafmangel können zur Entstehung von Kopfschmerz beitragen. Der erste Schritt zur Lösung dieses Problems ist, zu überlegen, ob Sie bereits Schlafstörungen hatten, bevor Ihre Kopfschmerzen begonnen haben. In diesem Fall sollten Sie versuchen, die Ursachen Ihrer Schlafstörungen zu beheben.

Wenn Sie nachts aufwachen, weil Sie Schmerzen haben, wenden Sie die in Teil III beschriebenen Selbsthilfetechniken an, um Ihre Triggerpunkte zu behandeln. Dadurch können Sie hoffentlich wieder einschlafen, wenn der Schmerz nachlässt. Wenn Sie allerdings bei Ihrer Selbstbehandlung einen Ball einsetzen (s. Teil III), dann stellen Sie sicher, dass Sie nicht auf dem Ball einschlafen, weil dadurch der Blutkreislauf zu lange gestaut werden kann und so die Triggerpunkte verschlimmert würden.

Sorgen Sie dafür, dass zu warme oder kalte Räume als Grund für Ihre Schlafstörungen ausgeschlossen werden können; dies ist zum Glück ein Problem, das sich leicht lösen lässt. Falls es Ihnen schwerfällt einzuschlafen, versuchen Sie, sich besser zu ernähren, Nahrungsergänzungsmittel zu nehmen und genug Wasser zu trinken (aber trinken Sie nicht kurz vor dem Schlafengehen zu viel!). Es kann besonders nützlich sein, kurz vor dem Schlafengehen ein Calcium-Magnesium-Präparat einzunehmen. Falls Sie wegen Lärm aufwachen, können Ohrstöpseln Abhilfe schaffen. Versuchen Sie außerdem, tief durchzuatmen, bis Sie wieder einschlafen.

Akupunktur und chinesische Heilkräuter können hilfreich sein – vor allem wenn Sie nicht abschalten können, nicht tief schlafen und häufig aufwachen, frühmorgens aufwachen und nicht wieder einschlafen können, wenn Sie lebhafte und verstörende Träume haben oder, falls Sie weiblich sind, sich in den Wechseljahren befinden. Wenn Sie abends am Computer arbeiten oder fernsehen, kann Ihr Gehirn mit Reizen überflutet werden und Ihnen das Einschlafen und eine erholsame Nachtruhe erschweren. Falls Sie durch häufigen Harndrang im Schlaf gestört werden, versuchen Sie es mit Akupunktur, Heilkräutern und vermehrter Kaliumzufuhr.

Koffein und Alkohol verursachen Schlafstörungen oder lassen Sie weniger tief schlafen. Selbst wenn Sie nur morgens Koffein zu sich nehmen, kann dadurch Ihr nächtlicher Schlafrhythmus gestört werden. Falls Sie sich dazu entschließen, den Koffein-Konsum aufzugeben, können verschiedene Entzugssymptome auftreten (auch Kopfschmerzen!), wodurch die ersten paar Tage eventuell schwierig für Sie werden. Es kann etwa zwei Wochen dauern, bis Ihr Energiepegel sich gleichmäßiger verteilt und Sie morgens kein Koffein mehr brauchen, um in Gang zu kommen.

Falls Sie ständig unter Stress sind oder sich zu sehr antreiben, wenn Sie trotz Müdigkeit weiterarbeiten, anstatt sich auszuruhen oder ein Nickerchen zu machen, schütten Ihre Nebennieren zu viel Adrenalin aus, was ebenfalls zu Schlafstörungen führen kann. Ein Arzt, der Naturheilverfahren anwendet, kann Ihre Nebennierenfunktion mithilfe eines Speicheltests prüfen.

Sorgen Sie dafür, dass Sie nachts keinen Allergenen ausgesetzt sind. Viele Menschen sind allergisch gegen Staubmilben, die unter anderem in der Bettwäsche leben. Dieses Problem lässt sich kostengünstig durch Vinylüberzüge für Ihre Kissen und Matratze lösen. Falls Sie eine Daunendecke oder Daunenkissen verwenden, könnten Sie gegen die Federn allergisch sein, obwohl sich keine klassischen Allergiesymptome wie Niesen oder tränende Augen zeigen. Oder vielleicht ist Ihre Matratze abgenutzt oder die Matratze oder die Kissen sind ungeeignet für Ihren Körperbau. Kapitel 5, Abschnitt „Unvorteilhaft konstruierte Möbel", enthält weitere Informationen und Empfehlungen zu diesem Thema.

7.3 Akute oder chronische Infektionen

Infektionen sind ein weitverbreiteter chronifizierender Faktor von Triggerpunkten, die Kopfschmerzen und CMD verursachen, aber dessen ungeachtet werden sie häufig übersehen. Es ist außerordentlich wichtig, Infektionen zu heilen oder sie zu kontrollieren, um schmerzfrei zu werden.

Akute Infektionen

Versuchen Sie, akute Erkrankungen wie Erkältungen oder Grippe schon beim ersten Krankheitszeichen in den Griff zu bekommen, um die Chronifizierung von Triggerpunkten zu vermeiden. Das ist besonders wichtig, wenn Sie unter Fibromyalgie, Nasennebenhöhlenentzündung, Asthma oder wiederkehrenden Infektionen leiden, da Ihre Triggerpunkte durch Krankheiten aktiviert werden. Eine Erkrankung kann Ihren Behandlungs- und Heilungsprozess um Monate zurückwerfen.

Selbsthilfetechnik: Vermeiden Sie es nach Möglichkeit, krank zu werden. Durch Veränderungen Ihres Lebensstils und durch Prävention ist es möglich, die Häufigkeit Ihrer Erkrankungen zu reduzieren. Wenn Sie spüren, dass Sie krank werden, nehmen Sie Echinacea, die chinesischen Kräuterrezepturen Gan Mao Ling oder Yin Chiao und/oder geeignete homöopathische Mittel, zum Beispiel Oscillococcinum gegen Grippe. Halten Sie diese Heilkräuter und Rezepturen in Ihrer Hausapotheke vorrätig, sodass Sie sie einnehmen können, sobald sich die ersten Anzeichen einer Erkrankung zeigen. Wenn Sie das Anfangsstadium einer Krankheit hinter sich haben, wird es auf Ihre spezielle Symptomatik ankommen, welche Kräuter oder Rezepturen Sie brauchen; dann sollten Sie sich vielleicht an einen Heilpraktiker wenden, der klären kann, welche Kräuter oder Rezepturen Ihnen am besten helfen.

Chronische Infektionen

Chronische Infektionen wie beispielsweise eine Nasennebenhöhlenentzündung (Sinusitis), ein Zahnabszess, ein impaktierter (nicht richtig in die Zahnreihe durchgebrochener) Zahn, Harnweginfektionen oder Herpes simplex (Gesichtsherpes, Genitalherpes oder Gürtelrose) chronifizieren Triggerpunkte. Das bedeutet, dass Sie chronische Infektionen heilen oder in den Griff bekommen müssen, um bleibende Linderung von Ihren Kopfschmerzen – und generell von Triggerpunkten – zu erreichen. Sowohl bei Nasennebenhöhlenentzündungen als auch Harnweginfektionen töten Antibiotika häufig nicht alle Krankheitserreger ab, wodurch es zu schleppend verlaufenden, wiederkehrenden Infektionen kommt. Antibiotika bieten freilich den Vorteil, schnell zu wirken, und daher empfehle ich, Antibiotika mit anderen Behandlungsverfahren – etwa Akupunktur, Heilkräutern und homöopathischen Mitteln – zu kombinieren. So wird die Infektion möglichst schnell und vollständig ausgemerzt und verhindert, dass sie zu einem chronischen Problem wird.

Nasennebenhöhlenentzündungen. Sie müssen sich um sämtliche Ursachen, die bei der Entstehung einer Nasennebenhöhlenentzündung eine Rolle spielen, kümmern, wenn Sie dauerhaft Linderung erreichen wollen. Ein Arzt, der Naturheilverfahren einsetzt, kann einen kleinen, aufblasbaren Ballon einsetzen, um die Atemwege zu weiten. Bei einer hartnäckigen Atemwegsblockade müssen Sie sich eventuell einem operativen Eingriff unterziehen. Viele Betroffene berichten, mit Nasenspülungen (zum Beispiel mithilfe einer Nasendusche aus der Apotheke oder einer Jala-Neti-Kanne, wie man sie in vielen Bioläden bekommen kann), bei denen die Nasennebenhöhlen mit einer warmen Salzwasserlösung gespült werden, gute Erfolge erzielt zu haben.

Häufig erzählen mir Patienten, sie hätten „Sinusitis-Kopfschmerzen" (oder Stenosekopfschmerz). Wenn das einzige Symptom, das sich bei Ihnen zeigt, Schmerzen hinter der Stirn und/oder zwischen Wangen und Nase sind, gehen diese Beschwerden mit größerer Wahrscheinlichkeit auf Schmerz zurück, der vom Kopfwendermuskel (*M. sternocleidomastoideus*) ausgestrahlt wird (s. Kap. 12). Sie sollten nie davon ausgehen, dass Sie die Ursache Ihrer Kopfschmerzen kennen, weil Sie wissen, wo Sie mehr oder weniger starke Schmerzen haben (ein Fehler, der auch Ärzten unterlaufen kann). Triggerpunkte können die Hauptursache Ihrer Schmerzen sein, oder Sie haben ein anderes, schwerwiegenderes Problem, das zugrunde liegt und diagnostiziert und behandelt werden muss.

Herpes. Wiederkehrender Herpes kann mit verschiedenen Nahrungsergänzungsmitteln, Heilkräutern oder pharmazeutischen Medikamenten behandelt werden; manche davon werden für Sie besser funktionieren, andere schlechter. Wenn bei Ihnen immer wieder Herpes ausbricht, müssen Sie herausfinden, was Ihr Immunsystem schwächt, etwa allergische Reaktionen oder emotionale Belastungen. Manchmal ist ein Herpes-Ausbruch der erste Hinweis darauf, dass Ihr Körper gegen eine akute Erkrankung ankämpft; dies kann ein Signal sein, die oben erwähnten Heilmittel einzusetzen.

Zahnprobleme. Wenn Sie den Verdacht haben, dass einer Ihrer Zähne entzündet oder abgebrochen ist, sollten Sie das Problem von Ihrem Zahnarzt begutachten lassen.

Harnweginfektionen. Um eine solche Infektion muss man sich unverzüglich kümmern. Sie kann mit rezeptfrei erhältlichen Medikamenten, mit chinesischen Heilkräutern oder einem Preiselbeerauszug oder -saft (verwenden Sie nur ungesüßten Saft) behandelt werden; wenn jedoch Ihre Symptome nicht gleich zurückgehen, müssen Sie Ihren Arzt konsultieren. Eine Harnweginfektion kann sich zu einer lebensbedrohlichen Niereninfektion auswachsen.

7.4 Parasitenbefall

Die Parasiten, die am häufigsten Triggerpunkte chronifizieren, sind der Fischbandwurm, Lamblien (Geißeltierchen) und gelegentlich Amöben. Sowohl der Fischbandwurm als auch Lamblien greifen die Schleimhaut im Darmtrakt an und außerdem konsumieren sie Vitamin B_{12}. Amöben können Giftstoffe erzeugen, die über den Darm in den Körper gelangen. Fischbandwürmer können auch in rohem Fisch vorkommen. Lamblien breiten sich am häufigsten durch Verzehr von unbehandeltem Wasser aus Fließgewässern aus, können aber auch durch den Kontakt mit einer infizierten Person, die sich nach dem Stuhlgang die Hände nicht gewaschen hat, übertragen werden – vor allem, wenn sie Speisen zubereitet oder anderen Hand-Mund-Kontakt hat.

Falls Sie unter chronischem Durchfall leiden, sollten Sie sich auf Parasitenbefall testen lassen. Allerdings können solche Tests teuer sein, und es können mehrere Tests notwendig werden, um verschiedene Parasitenarten ausschließen zu können. Eine billigere Alternative ist, den mutmaßlichen Befall durch eine bestimmte Art mithilfe von Rezepturen wie Grapefruitkernextrakt oder Pulsatilla (ein chinesisches Heilkraut) zu behandeln, um zu prüfen, ob die Symptome dadurch abklingen. Wenn Sie allerdings Blut im Stuhl feststellen, sollten Sie unbedingt sofort Ihren Hausarzt konsultieren, um eine gravierende Erkrankung ausschließen zu können.

Viele Betroffene berichten, dass sie sich durch eine Anti-Candida-Diät viel besser fühlen; davon abgesehen ist natürlich eine solche Diät ohnehin eine sehr gesunde Art, sich zu ernähren. Im Prinzip vermeidet man dabei jede Form von Zucker sowie rohe und verarbeitete Kohlenhydrate, vergorene Lebensmittel, Hefe, Pilze und bestimmte Käsesorten. Es werden zahlreiche Kräuterprodukte gegen Candidosen (Sprosspilzinfektionen) angeboten, zum Beispiel Grapefruitkernextrakt, Oreganoöl, Echinacea, Pulsatilla und diverse andere Rezepturen. Da die meisten dieser Mittel auch die nutzbringende Darmflora abtöten, sollten Sie nach einer solchen Therapie ein gutes Multi-Acidobakterien-Präparat einnehmen, ebenso wie nach einer Behandlung mit einem beliebigen Antibiotikum.

7.5 Störungen des Hormonhaushalts

Frauen sind für die meisten Arten von Kopfschmerz anfälliger als Männer. Darüber hinaus sind sie anfälliger für die Entstehung von Triggerpunkten. Ich habe festgestellt, dass Frauen in den Wechseljahren davon besonders häufig betroffen sind. Manche pubertierenden Teenager (beiderlei Geschlechts) scheinen ebenfalls zur Bildung von Triggerpunkten zu neigen, was mich vermuten lässt, dass zwischen altersbedingten hormonellen Veränderungen und der Entstehung von Triggerpunkten ein Zusammenhang besteht. Natürlich können Sie nicht verhindern, dass bei Ihnen solche hormonellen Veränderungen stattfinden, aber wenn Sie dafür sorgen, dass Sie möglichst bei guter Gesundheit sind, und andere chronifizierende Faktoren ausschließen, können Sie solche Übergänge möglichst beschwerdefrei erleben und die Entstehung oder Chronifizierung von Triggerpunkten minimieren.

7.6 Organstörungen und -erkrankungen

Organstörungen und -erkrankungen wie zum Beispiel Hypothyreose, Hypometabolismus und Hypoglykämie (Absinken des Blutzuckergehaltes unter den Normalwert) können Triggerpunkte verursachen und chronifizieren. Diese chronifizierenden Faktoren sind vergleichsweise schwierig zu kontrollieren oder zu beseitigen. Bei manchen Betroffenen können solche Beschwerden zur Entstehung von Kopfschmerzen und CMD beitragen.

Schilddrüsenerkrankungen

Sowohl präklinische Hypothyreose (auch als Hypometabolismus oder Schilddrüsenunterfunktion bekannt) als auch Hypothyreose verursachen und chronifizieren Triggerpunkte. Menschen mit Schilddrüsenunterfunktion leiden häufig unter morgendlicher Gelenksteife, Schmerzen und einem schwachen Schultergürtel. Zur Symptomatik von sowohl präklinischer Hypothyreose als auch Hypothyreose zählen Kälteempfindlichkeit (und manchmal Hitzeempfindlichkeit), kalte Hände und Füße, Muskelschmerzen (vor allem bei kaltem, regnerischem Wetter), Verstopfung, Menstruationsbeschwerden, Gewichtszunahme, trockene Haut, Müdigkeit und Lethargie. Die Muskeln fühlen sich relativ hart an, und selbst wenn Hypothyreosepatienten ein Schilddrüsenhormonpräparat einnehmen, bleibt eine gewisse Anfälligkeit für die Entstehung von Triggerpunkten bestehen – wahrscheinlich weil es schwierig ist, die Dosierung genau auf das Niveau einzustellen, das die Schilddrüse des Patienten halten würde, wenn sie gesund wäre.

In manchen Studien wurde berichtet, dass 17 Prozent aller Frauen und sieben Prozent der Männer von präklinischer Hypothyreose betroffen sind (Simons, Travell & Simons, 1999). Im Unterschied zu den gewöhnlichen Symptomen kann ein von präklinischer Hypothyreose betroffener Patient dünn, nervös und hyperaktiv sein. In solchen Fällen kann es sein, dass sein Therapeut die Möglichkeit eines Hypometabolismus nicht in Betracht zieht.

Bei Menschen, die unter einer Schilddrüsenunterfunktion leiden, kann der Vitamin-B_1-Spiegel (Thiaminspiegel) zu niedrig sein. Bevor Sie ein Schilddrüsenhormonpräparat einnehmen, sollten Sie versuchen, mithilfe eines Vitamin-B_1-Präparats Ihren Schilddrüsenhormonspiegel zu korrigieren. Falls Sie bereits ein Schilddrüsenhormonpräparat nehmen und dann zusätzlich ein Vitamin-B_1-Präparat einnehmen, können Sie die Symptomatik einer Hypothyreose entwickeln; in diesem Fall muss Ihre Medikamentendosierung angepasst werden. Falls Sie einen zu niedrigen Vitamin-B_1-Spiegel haben, wenn Sie mit der Einnahme eines Schilddrüsenhormonpräparats beginnen, können Sie die Symptome eines akuten Vitamin-B_1-Mangels entwickeln, der als Unverträglichkeit des Medikaments missdeutet werden kann. Sobald der Vitamin-B_1-Mangel korrigiert ist, werden Sie das Medikament wahrscheinlich gut vertragen. Vor und während der Behandlung mit einem Schilddrüsenhormonpräparat sollten Sie ergänzend ein Vitamin-B_1-Präparat einnehmen, um einem B_1-Mangel vorzubeugen. Bei Hypothyreose ist der Kaliumspiegel zu niedrig, bei Hyperthyreose dagegen zu hoch. Daher müssen Sie eventuell auch Ihre Kaliumzufuhr einstellen.

Rauchen beeinträchtigt die Wirkung der Schilddrüsenhormone und verschlimmert die dadurch herbeigeführten Symptome. Manche Pharmazeutika können sich ebenfalls auf den Schilddrüsenhormonspiegel auswirken, zum Beispiel Lithium, Antikonvulsiva, Glukokortikoide und jodhaltige Mittel. Falls bei Ihnen eine Hypothyreose diagnostiziert wurde und Sie andere Medikamente einnehmen, sollten Sie Ihren Arzt oder Apotheker fragen, ob vielleicht eines dieser Mittel für das Problem verantwortlich sein könnte.

Selbsthilfetechnik: Testen Sie Ihre Schilddrüsenfunktion zu Hause. Ein einfacher Schilddrüsenfunktionstest, den Sie zu Hause durchführen können, besteht darin, Ihre Basaltemperatur zu messen. Klemmen Sie nach dem Aufwachen und vor dem Aufstehen ein Fieberthermometer zehn Minuten lang unter Ihre Achselhöhle. Die normale Unterarmtemperatur bei Männern und postmenopausalen Frauen beträgt 36,7 °C. Für Frauen vor den Wechseljahren liegt sie vor dem Eisprung bei 36,4 °C, danach bei 36,9 °C. Wenn die von Ihnen gemessene Temperatur niedriger ist, sollten Sie Ihren Arzt konsultieren.

Selbsthilfetechnik: Lassen Sie die richtigen Tests durchführen. Häufig testen Ärzte zunächst nur die TSH-Spiegel (*thyroid stimulating hormone*, „die Schilddrüse stimulierendes Hormon"). Die Testergebnisse können auch dann noch im normalen Bereich liegen, wenn Sie von einer präklinischen, aber noch nicht klinischen Hypothyreose betroffen sind. Bei einem Radio-Immunoassay werden die Spiegel von zwei bestimmten Schilddrüsenhormonen (T3 und T4) gemessen, wodurch ein vollständigeres Bild Ihrer Schilddrüsenfunktion gewonnen wird. Falls Sie unter Depressionen leiden, sollten Sie darauf bestehen, dass Ihre Schilddrüsenhormonspiegel gemessen werden, bevor Sie beginnen, Antidepressiva einzunehmen. Falls Ihre Depressionen auf eine Schilddrüsenfehlfunktion zurückgehen, kann deren Behebung sie vielleicht auch von den Depressionen befreien, wodurch Sie eine Behandlung mit Antidepressiva und deren zahlreiche Nebenwirkungen vermeiden. Ich hatte bereits mehrere Patienten (insbesondere Männer), deren Hypothyreose erst entdeckt wurde, nachdem Sie bereits eine Zeit lang mit Antidepressiva behandelt worden waren.

Hypoglykämie

Eine Hypoglykämie ist ein abnorm niedriger Glukosespiegel im Blut. Dieses Problem hängt in den meisten Fällen mit Diabetes zusammen, aber es gibt etliche andere, seltener vorkommende Ursachen. Eine hypoglykämische Reaktion auf eine verspätete Mahlzeit (Nüchtern-Hypoglykämie) ist normalerweise ein Zeichen für ein Problem mit der Leber, den Nebennieren oder der Hypophyse (Hirnanhangdrüse). Bei einem gesunden Menschen wird durch eine ausgefallene oder verspätet eingenommene Mahlzeit keine Hypoglykämie ausgelöst. Eine Hypoglykämie, die nach einer Mahlzeit auftritt (reaktive Hypoglykämie), setzt normalerweise zwei bis drei Stunden nach dem Verzehr einer kohlenhydratreichen Mahlzeit ein, und zwar meistens dann, wenn Sie sehr unter Stress stehen – dann sollten Sie dessen Ursachen analysieren und nach Möglichkeit beheben.

Wenn bei Ihnen eine Hypoglykämie diagnostiziert wurde, kennen Sie wahrscheinlich deren Ursache, und Sie wissen vermutlich auch, ob es sich dabei um eine reaktive oder Nüchtern-Hypoglykämie handelt. In diesem Zusammenhang ist es wichtig zu wissen, dass beide Typen Triggerpunkte verursachen und chronifizieren und dass sie deren Behandlung erschweren. Die Symptome beider Typen sind Schwitzen, Zittern und körperliche Unsicherheit, erhöhter Puls und Angstzustände. Wird das Problem nicht behandelt, entwickelt sich die Symptomatik einer schweren Hypoglykämie in Form von Sehstörungen, Ruhelosigkeit sowie Beeinträchtigungen des Sprechens und Denkens. Unter diesen Umständen sollte man Koffein, Alkohol und Rauchen (auch Passivrauchen) total meiden. Normalerweise wandelt die Leber die im Körper gespeicherten Kohlenhydrate in Glukose um, wenn der Glukosespiegel im Blut fällt, wodurch eine hypoglykämische Reaktion verhindert oder verlangsamt wird. Wenn Sie Alkohol oder Koffein zu sich nehmen oder rauchen, räumt Ihre

Leber der Entgiftung des Blutstroms die höchste Priorität ein und schüttet keine Glukose mehr in den Blutkreislauf aus, bis sie ihre Aufgabe erledigt hat – und dadurch wird eine hypoglykämische Reaktion ausgelöst.

Die Aktivierung von Triggerpunkten im Kopfwendermuskel (*M. sternocleidomastoideus*) durch eine hypoglykämische Reaktion kann zu Schwindelgefühl und Kopfschmerzen führen.

Selbsthilfetechnik: Nehmen Sie öftere, kleine Mahlzeiten zu sich. Hypoglykämie-Symptome werden gelindert, wenn man häufiger kleinere Mahlzeiten zu sich nimmt, die weniger Kohlenhydrate, mehr Eiweiß und etwas Fett enthalten. Ein zu niedriger Blutzuckerspiegel ist ein häufig vorkommender Auslöser für Kopfschmerzen. Je niedriger Ihr Blutzuckerspiegel ist, desto stärker werden die Kopfschmerzen. Daher kann es Ihre Kopfschmerzen lindern, wenn Sie häufig kleine Mahlzeiten essen, und zwar auch dann, wenn Sie nicht von Hypoglykämie betroffen sind. Falls Sie mit Kopfschmerzen oder anderen Schmerzen aufwachen oder deswegen Schwierigkeiten haben einzuschlafen, hilft es Ihnen eventuell, einen kleinen Snack oder etwas Saft zu sich zu nehmen, bevor Sie schlafen gehen. Auch Akupunktur kann erfolgreich den Blutzuckerspiegel stabilisieren.

7.7 Nützliche Labortests

Verschiedene Labortests können notwendig werden, um die Diagnose körperlicher und ernährungsbedingter Faktoren zu erleichtern, die bei der Chronifizierung Ihrer Triggerpunkte eine Rolle spielen können. Die Informationen in diesem Abschnitt sollen Sie in die Lage versetzen, solche Tests mit Ihrem Arzt zu besprechen.

Eine erhöhte Erythrozytensenkungsgeschwindigkeit im Blutbild kann ein Zeichen für eine chronische bakterielle Infektion, Polymyositis (akute multiple Muskelentzündung), Polymyalgie rheumatica (rheumatischer Vielmuskelschmerz), rheumatoide Arthritis oder eine Krebserkrankung sein. Eine verminderte Erythrozytenzahl oder ein niedriger Hämoglobinspiegel deuten auf eine Anämie hin. Ein mittleres Zellvolumen (*mean corpuscular volume*, MCV) von mehr als 92 Femtolitern deutet auf einen Folsäure- oder Vitamin-B_{12}-Mangel hin. Eosinophilie kann eine Allergie oder eine parasitäre Infektion anzeigen. Eine erhöhte Monozytenzahl kann auf eine Schilddrüsenunterfunktion, eine infektiöse Mononukleose oder eine akute Virusinfektion hindeuten. Ein erhöhter Harnsäurespiegel kann Hyperurikämie oder möglicherweise Gicht anzeigen.

Eisenmangel kann festgestellt werden, indem man den Ferritinspiegel im Blutserum überprüft. Ein Nüchternbluttest wird eingesetzt, um Hypoglykämie zu diagnostizieren, und ein zusätzlicher Glukosetoleranztest oder ein Blutglukosetest zwei Stunden nach einer Mahlzeit kann verwendet werden, um Diabetes auszuschließen. Messungen der Sinnesnerv-Leitungsgeschwindigkeiten können bei der Diagnose einer diabetischen Neuropathie nützlich sein. Zu wenig Gesamtcalcium im Blutserum deutet auf Calciummangel hin, aber für eine genaue Einschätzung des verfügbaren Calciums muss der Spiegel ionisierten Calciums im Blutserum geprüft werden. Die verschiedenen Kaliumspiegel können mit einem Serum-Kaliumtest überprüft werden.

Mithilfe von Bluttests können die Spiegel der Vitamine B_1, B_6, B_{12}, Folsäure und Vitamin C im Blutserum festgestellt werden. Messwerte in den unteren 25 Prozent des Normalbereichs oder darunter zeigen an, dass Nahrungsergänzungsmittel bei der Behandlung von Triggerpunkten hilfreich sein könnten. Bitte denken Sie daran, dass Sie selbst dann von solchen Präparaten profitieren können, wenn die Vitamin- und Mineralstoffspiegel in Ihrem Blutserum normal sind, da der Körper Nährstoffe aus Gewebe extrahieren kann, um zu verhindern, dass deren Spiegel im Blut zu sehr absinken.

Schilddrüsenfunktionstests wurden im vorigen Abschnitt „Organstörungen und -erkrankungen", besprochen. Mithilfe einer Haaranalyse können Mineralstoffmängel und zu hohe Konzentrationen toxischer Metalle festgestellt werden. Ein Arzt, der Naturheilverfahren einsetzt, kann Bluttests auf Nahrungsmittelallergien durchführen. Eine Stuhlprobe kann zeigen, ob Parasitenbefall das Problem ist.

7.8 Fallstudien über chronifizierende Faktoren

Die folgenden Fallstudien sind gute Beispiele dafür, dass die Beseitigung chronifizierender Faktoren den entscheidenden Unterschied ausmachen kann, um eine dauerhafte Linderung von Kopfschmerzen zu erreichen. Hierbei handelt es sich keineswegs um selten vorkommende Beispiele – vielmehr stellen sie eher die Regel dar als die Ausnahme.

Rebecca

Ein Mann, der mich auf einer Messe ansprach, erzählte mir, seine Frau würde unter Migräne leiden, und kurz darauf suchte sie mich auf seine Empfehlung hin auf, um sich behandeln zu lassen. Sie erschien nur ein paar Male, danach hörte ich nichts mehr von ihr. Einige Jahre später war ich zufällig im Geschäft ihres Mannes und stellte mich ihm erneut vor, mit der Bemerkung, dass er sich wahrscheinlich nicht an mich erinnern würde. Er antwortete: „Aber natürlich erinnere ich mich an Sie! Sie haben meiner Frau den besten Rat gegeben, den sie je bekommen hat." Daraufhin fragte ich ihn, was denn dieser Rat gewesen sei, und er sagte: „Sie haben ihr empfohlen, mehr Wasser zu trinken, und seit sie diesen Rat befolgt, hat sie keine Migräne mehr!"

Nancy

Eine Patientin, die vorher in einer anderen Gemeinde gelebt hatte, wurde viermal im Monat von einseitigen Migräneattacken geplagt, als sie noch dort lebte. Nachdem sie sich bei mir in Behandlung begeben hatte, traten diese Attacken nur noch ein- oder zweimal im Monat auf und hielten jeweils zwischen zwei Stunden und einer Woche an. Regelmäßig innerhalb von sechs Stunden nach Einsetzen ihrer Periode stellte sich eine solche Attacke ein, und hin und wieder auch zwischen ihren Monatsblutungen. Abgesehen von gelegentlich auftretenden, leichten Beschwerden (prämenstruelles Syndrom, PMS) verlief ihre Menstruation normal. Sie berichtete, ihre Migräneattacken würden durch Lärm, helles Licht und Sonnenlicht intensiver. Sie trank nur etwa zwei Gläser Wasser pro Tag und ließ meistens das Frühstück ausfallen. Sie trank etwa eine Tasse Kaffee pro Tag und vielleicht zweimal pro Woche Alkohol. Nach unserer ersten Sitzung empfahl ich ihr, mehr Wasser zu trinken und zumindest eine Kleinigkeit zum Frühstück zu essen – auch dann, wenn sie keinen Hunger hatte. Wir sprachen auch über ihren Kaffee- und Alkoholkonsum, aber sie meinte, davon würden ihre Kopfschmerzen nicht ausgelöst.

Schon in der ersten Behandlungswoche stellte sie fest, dass sich ein Migräneanfall ankündigen würde, wenn sie eine Mahlzeit ausfallen ließ, die Symptome jedoch wieder zurückgingen, wenn sie eine Kleinigkeit aß. Im Folgemonat bekam sie keine Kopfschmerzen mehr bei den vorher typischen Anlässen: wenn sie unter Stress stand und während ihrer Periode. Im zweiten Behandlungsmonat erlitt sie nach mehreren Wochen von anhaltendem Stress, Schlafmangel und einer gewissen Dehydratation eine heftige Migräneattacke; vorher war sie allerdings 40 Tage lang kopfschmerzfrei gewesen.

Ihr Behandlungsplan für den dritten Monat sah vor, dass sie sich vor Einsetzen ihrer Periode durch Akupunktur behandeln lassen sollte, aber aufgrund eines Todesfalls in ihrer Familie suchte sie mich erst drei Monate später wieder auf. Zu diesem Zeitpunkt hatte sie seit einem Monat keinen Migräneanfall mehr bekommen, trotz der Behandlungsunterbrechung und ihrer schwierigen familiären Situation. Danach kam sie nur noch sporadisch und stellte bald darauf aus finanziellen Gründen die Behandlung ganz ein. Drei Jahre später liefen wir uns zufällig über den Weg, und sie erzählte mir unaufgefordert, dass ihre Migräne fast völlig verschwunden sei. Ich fragte sie, worauf sie das zurückführen würde, woraufhin sie berichtete, sie habe aufgehört, Kaffee und Alkohol zu trinken.

Dies ist ein gutes Beispiel dafür, was passiert, wenn Sie die Behandlungen zu schnell reduzieren oder einstellen, und es zeigt, dass man länger als ein paar Wochen auf den Konsum möglicherweise schädlicher Lebensmittel oder Getränke verzichten muss, um herauszufinden, ob das einen Unterschied macht – und zwar auch dann, wenn Sie zunächst glauben, dieses Lebensmittel oder Getränk sei kein Problem für Sie.

Susan

Susan hatte bereits 22 Jahre, bevor sie mich zum ersten Mal konsultierte, Gesichts- und Kopfschmerzen entwickelt – in einer Zeit, als sie monotone und anstrengende körperliche Arbeit erledigen musste. Diese Schmerzen waren im Laufe der Jahre so schlimm geworden, dass sie sich manchmal völlig außerstande fühlte, selbst einfachste Verrichtungen zu erledigen – und sie belasteten ihre Partnerschaften. Sie lebte in einer sehr abgelegenen Gegend und musste per Flugzeug anreisen, um mich in meiner Klinik aufzusuchen. Das erste Mal kam sie für eine ganze Woche, in der wir uns viermal trafen. In unserer ersten Sitzung empfahl ich ihr, Calcium- und Magnesiumpräparate zu nehmen und weniger Tee zu trinken. Ich ließ sie ihren Trapezmuskel (*M. trapezius*), den Kopfwendermuskel (*M. sternocleidomastoideus*) und die Gesichtsmuskulatur mit warmen, feuchten Umschlägen behandeln. Ihre Nacken- und Schulterschmerzen ließen schon nach der ersten Behandlung nach, und sie berichtete, dass ihre Muskeln sich nicht mehr so anfühlten, als würden sie sich verkrampfen.

Im Laufe der zweiten Behandlung sprachen wir über ihren Biss, und sie erzählte mir, dass sie ihre Zähne nicht richtig aufeinanderbeißen könne. Ich empfahl ihr, dieses Problem von einem Zahnarzt begutachten zu lassen. Schon in der dritten Sitzung berichtete sie mir, dass sie weniger Schmerzmittel nehme, besser schlafen könne und ihr Fehlbiss sich verringert habe. Gegen Ende der ersten Woche waren alle ihre Symptome erheblich zurückgegangen.

Sie reiste zurück nach Hause und konsultierte einen Zahnarzt, der eine Nasennebenhöhlenentzündung bei ihr diagnostizierte, ihr ein Antibiotikum verschrieb und eine Knirscherschiene anpasste. Drei Monate später wurden ihre Symptome wieder schlimmer, woraufhin sie einen Hals-Nasen-Ohren-Arzt aufsuchte, der ihr sagte, sie habe aktuell keine Nasennebenhöhlenentzündung und wahrscheinlich auch vorher keine gehabt. Ein anderer Zahnarzt passte ihr eine neue Knirscherschiene an.

Da die Symptome sie sehr beeinträchtigten, versuchte sie es mit Botox-Injektionen in ihre Triggerpunkte, aber das half ihr nicht. Im Laufe jenes Jahres hatte sie mich sechsmal in meiner Klinik aufgesucht und sich bei jedem Aufenthalt ein- bis viermal behandeln lassen, und darüber hinaus brachte ich ihr jedes Mal weitere Triggerpunkt-Selbsthilfetechniken bei. Sie befolgte gewissenhaft alle meine Empfehlungen und wandte die Selbsthilfetechniken regelmäßig an. Immer wieder klagte sie über Schmerzen in den Zähnen – sie hatte sowohl einen Zahnarzt als auch einen Kieferchirurgen mehrfach konsultiert, aber leider erfolglos. Daher gingen wir nun davon aus, dass ihre Beschwerden auf ausgestrahlte Schmerzen zurückgingen. Aufgrund der Veränderungen in ihrer Muskulatur im Mund und im Mundbereich musste ihr zum dritten Mal eine neue Knirscherschiene angepasst werden.

Im Laufe des Jahres, in dem sie bei mir in Behandlung war, suchte sie außerdem mehrere Spezialisten auf und ließ sich mehrfach röntgen. Zeitweise war sie schmerzfrei und häufig konnte sie ihre Symptome, wenn sie doch wieder auftraten, mithilfe von Selbsthilfetechniken in den Griff bekommen, aber hin und wieder litt sie erneut unter starken Schmerzen. Zwei Jahre hörte ich nichts mehr von Susan, aber dann konsultierte mich eine Freundin von ihr. Ich erkundigte mich, wie es ihr ginge, und die Freundin berichtete mir, dass Susan keine Schmerzen mehr habe. Ein anderer Zahnarzt hatte schließlich entdeckt, dass sie einen gesprungenen Zahn gehabt hatte, der auf früheren Röntgenaufnahmen entweder nicht zu erkennen gewesen oder übersehen worden war. Zum Glück hatte sie sich hartnäckig um weitere Diagnosen und Behandlungen bemüht, ohne sich einreden zu lassen, sie würde sich „das alles nur einbilden".

7.9 Schlussbemerkungen

Chronifizierende Faktoren können so ausschlaggebend dafür sein, dass Triggerpunkte fortbestehen, und Kopfschmerzen verursachen, dass ihre Beseitigung ausreichen kann, um Sie vollständig von Ihren Schmerzen zu befreien, ohne dass Sie sich einer zusätzlichen Behandlung unterziehen müssten. Und falls Sie sich nicht darum bemühen, chronifizierende Faktoren möglichst weitgehend zu vermeiden oder ganz auszuschließen, werden Sie vielleicht feststellen, dass jegliche Form von Behandlung Ihnen nur vorübergehend Linderung verschafft.

Hoffentlich haben Sie genug über Ihre potenziellen chronifizierenden Faktoren erfahren, um selbst für den Fall, dass Sie diese schädlichen Einflüsse nicht beseitigen wollen, eine fundierte Entscheidung darüber treffen können, was Ihnen wichtiger ist: Linderung Ihrer Kopfschmerzen oder weiterhin die Dinge zu tun, die Ihre Beschwerden verschlimmern – falls es in Ihrer Macht steht, etwas dagegen zu tun. Manche chronifizierenden Faktoren lassen sich leichter kontrollieren als andere; so können Sie vielleicht nicht verhindern, an Hypothyreose zu erkranken, aber es steht durchaus in Ihrer Macht, geeignete Schilddrüsenhormone und Nahrungsergänzungsmittel einzunehmen oder das Rauchen einzustellen. Wahrscheinlich können Sie Ihre Kopfschmerzen zum großen Teil oder ganz in den Griff bekommen. Die Frage ist letztlich: Was sind Sie bereit zu tun, um Ihren Lebensstil zu ändern?

Im folgenden Teil dieses Buches wird erklärt, wie Sie Ihre eigenen Triggerpunkte behandeln können, wie Sie Stretching-Übungen richtig durchführen, wie Sie mit Ihren Muskeln umgehen und was Sie vermeiden sollten, um Ihre Beschwerden nicht zu verschlimmern.

Teil III

Selbsthilfetechniken zur Behandlung von Triggerpunkten

Im dritten Teil dieses Buches wird erklärt, wie Sie Ihre Triggerpunkte durch die Anwendung von Selbsthilfetechniken behandeln können. Kapitel 8 enthält allgemeine Richtlinien für solche Behandlungen und Ratschläge, was Sie vermeiden sollten, sowie einige Dos und Don'ts im Hinblick auf Stretching- und Konditionierungsübungen. Kapitel 9 soll Ihnen helfen zu erkennen, welche Muskelgruppen Ihre Kopfschmerzen verursachen. Jedes der verbleibenden Kapitel beschäftigt sich mit einem Muskel oder einer Muskelgruppe, der oder die bei der Entstehung von Kopfschmerzen eine Rolle spielen kann.

Die Muskel-Kapitel enthalten anatomische Skizzen, die Ihnen helfen, die Stellen zu finden, wo im jeweiligen Muskel am wahrscheinlichsten Triggerpunkte zu finden sind; außerdem zeigen sie Ihnen, wie der betreffende Muskel aussieht. In jedem Kapitel werden die jeweiligen Symptome aufgezählt, mithilfe von Fotos die betreffenden Schmerzfelder (Schmerzausstrahlungsmuster) gezeigt und verbreitete Triggerpunkt-Ursachen und chronifizierende Faktoren genannt, damit Sie erkennen können, ob möglicherweise ein bestimmter Muskel Ihre Schmerzen verursacht. Dann folgen nützliche Hinweise, was man gegen diese Ursachen tun kann. Fotos und Text erklären, wie Sie die Triggerpunkte selbst behandeln können. Darüber hinaus enthalten die meisten Muskel-Kapitel Stretching-Übungen und, wo es sinnvoll ist, Konditionierungsübungen. Außerdem enthält jedes Muskel-Kapitel Hinweise darauf, welche anderen Muskeln Sie prüfen sollten, weil sie ebenfalls eine Rolle spielen können.

Teil III:

Selbstbehandlungstechniken zur Behandlung von Triggerpunkten

8. | Allgemeine Richtlinien für Selbsthilfetechniken

In diesem Kapitel wird erklärt, wie Sie wirkungsvoll auf Triggerpunkte Druck ausüben und Muskeln richtig dehnen und stärken. Außerdem gebe ich allgemeine Empfehlungen, wie Sie Ihre Muskeln richtig beanspruchen, um die Reaktivierung von Triggerpunkten zu verhindern.

8.1 Allgemeine Richtlinien für das Ausüben von Druck bei Selbstbehandlungen

Im Allgemeinen ist es einfach, Druck auf die eigenen Triggerpunkte auszuüben, und diese Techniken können Ihnen innerhalb weniger Wochen erhebliche Linderung verschaffen, aber Sie müssen sie richtig ausführen. Sie können eine allmähliche Linderung Ihrer Schmerzen über einen Zeitraum von einigen Tagen oder Wochen erwarten. In der Anfangsphase der Behandlung sollten Sie die folgenden Richtlinien immer wieder nachlesen und sie sich auch danach hin und wieder neu ins Gedächtnis rufen, um sicherzustellen, dass Sie die Übungen richtig machen.

Wie Sie Selbstbehandlungen nicht durchführen sollten

Die wichtigste Regel lautet: *Übertreiben Sie es nicht!* Wenn sich eine Selbstbehandlung gut anfühlt, glauben viele Leute, dass sie noch besser wirken muss, wenn sie intensiver, länger oder häufiger angewendet wird. Tatsächlich können Sie jedoch Ihren Zustand verschlimmern, wenn Sie sich zu oft oder falsch behandeln.

Wenden Sie keinen Druck auf Krampfadern an oder auf offene Wunden, entzündete Stellen, einen Bandscheibenvorfall, von Phlebitis (Venenentzündung) oder Thrombophlebitis (Venenentzündung mit Blutgerinnselbildung) betroffene Stellen sowie alle anderen Bereiche, wo Blutgerinnsel sind oder sein könnten. Falls Sie schwanger sind, wenden Sie keinen Druck auf Ihre Beine an.

Falls Ihre Symptome schlimmer werden oder Sie nach den Behandlungen einen Muskelkater bekommen, der länger als einen Tag anhält, sollten Sie Ihre Selbstbehandlungen für einige Tage aussetzen, bis die Symptome zurückgehen. Dann setzen Sie die Behandlungen etwas sanfter und weniger häufig fort, um zu sehen, ob Sie sie aushalten, ohne dass Ihre Beschwerden sich verschlimmern oder ein Muskelkater entsteht. Es kann gut sein, dass Sie zu starken Druck ausgeübt oder die Triggerpunkte zu lange gedrückt haben. In diesem Fall lesen Sie bitte noch einmal diese Richtlinien nach. Wenn Sie bei einem Therapeuten in Behandlung sind, kann dieser vielleicht mit Ihnen zusammen herausfinden, was Sie bei Ihren Selbstbehandlungen falsch machen. Und falls sich nach der Behandlung durch einen Therapeuten ein Muskelkater einstellt, sollten Sie das unbedingt sagen.

Wie man Triggerpunkte richtig behandelt

Die wichtigste Methode zur Behandlung von Triggerpunkten ist – abgesehen von der Beseitigung chronifizierender Faktoren – das Ausüben von Druck. Verwenden Sie dafür einen Tennis-, Squash- oder Golfball, einen Hundespielball oder Baseball oder setzen Sie Ihren Ellenbogen beziehungsweise eine Hand ein, falls Ihnen das für einen bestimmten Muskel so aufgegeben wird. Wenn Sie mit einem Ball arbeiten, setzen Sie nur das Gewicht Ihres Körpers ein, um Druck zu erzeugen; pressen Sie nicht aktiv den Rücken oder einen anderen Körperteil auf den Ball. Der Muskel, an dem Sie arbeiten, sollte so passiv wie möglich sein. Verwenden Sie für Ihren Rücken nur einen Ball auf einmal, nicht einen auf jeder Seite. Falls Sie Ihre Muskeln im Laufe des Arbeitstages behandeln müssen, empfehle ich Ihnen, sich einen Backnobber zu besorgen – eine Massagehilfe, die z. B. vom Hersteller Bodyback Company sowie anderen Lieferanten erhältlich ist.

Sie sollten mindestens acht Sekunden Druck ausüben (wenn es kürzer ist, könnten dadurch Triggerpunkte aktiviert werden) und höchstens eine Minute (um den Blutstrom nicht zu lange zu unterbrechen, denn dadurch kann der Triggerpunkt schlimmer werden). Sie können die Sekunden messen, indem Sie zählen: „einundzwanzig, zweiundzwanzig, dreiundzwanzig" und so weiter. Messen Sie zuerst Ihren Zählrhythmus mit einer Stoppuhr, um sicherzustellen, dass Sie die Sekunden wirklich im richtigen Tempo abzählen; jedenfalls sollten Sie nicht überhastet bis acht zählen.

Der Druck sollte sich ein bisschen unangenehm anfühlen, aber auf positive Weise wehtun. Er sollte nicht so schmerzhaft sein, dass Sie sich verspannen oder die Luft anhalten. Wenn Sie einen Ball einsetzen und die Behandlung zu sehr schmerzt, ziehen Sie einfach auf eine weichere Oberfläche um, zum Beispiel aufs Bett, oder polstern Sie die Oberfläche mit einem Kissen oder einer Bettdecke ab. Alternativ können Sie es auch mit einem kleineren oder weicheren Ball versuchen. Wenn Sie mit einem Korkenzieher ein Loch in einen Tennisball bohren, ist er weicher. Wenn die Behandlung überhaupt nicht zu spüren ist, suchen Sie weiter nach empfindlichen Stellen oder ziehen Sie auf eine härtere Oberfläche um. Wenn Sie bei der Behandlung einen Ball verwenden, aber der Triggerpunkt so empfindlich ist, dass Sie sich überhaupt nicht darauflegen können, probieren Sie, den Ball in einen langen Strumpf zu stecken und sich damit gegen die Wand zu lehnen. Diese Technik empfehle ich allerdings nur, wenn Sie nicht auf dem Ball liegen können, da Sie, wenn Sie sich gegen die Wand lehnen, genau die Muskeln beanspruchen, an denen Sie arbeiten wollen. Vielleicht müssen Sie verschiedene Oberflächen nutzen, je nach Empfindlichkeit verschiedener Stellen. Es kann sein, dass Sie nach einer Weile, wenn Sie nicht mehr so schmerzempfindlich sind und die tiefer liegenden Partien eines Muskels bearbeiten können, einen anderen Ball verwenden müssen, der härter ist oder eine andere Größe hat, oder dass Sie auf eine härtere Oberfläche umziehen müssen. Probieren Sie einfach aus, was für Sie am wirkungsvollsten ist.

Wenn Ihre Zeit knapp bemessen ist, sollten Sie lieber eine Partie gründlich behandeln, als übereilt mehrere Bereiche zu bearbeiten. Wenn Sie in Eile sind, werden Sie Triggerpunkte eher verschlimmern als sie zu deaktivieren.

Wenn Sie bei Ihren Selbstbehandlungen einen Ball einsetzen, achten Sie darauf, nicht auf dem Ball einzuschlafen, weil dann der Blutstrom zu lange unterbrochen wird und so die Triggerpunkte verschlimmert werden können. Wenn Sie müde sind und Schmerzen haben, die dann jedoch plötzlich weniger werden oder ganz verschwinden, kann es nur allzu leicht passieren, dass Sie auf dem Ball einschlafen. Daher sollten Sie diese Technik nicht im Bett anwenden – es sei denn, Sie können sicher sein, dass Sie nicht einschlafen.

Wo Triggerpunkte zu finden sind

Suchen Sie den ganzen Muskel nach empfindlichen Bereichen ab, vor allem nach den Stellen mit der größten Empfindlichkeit, um zu gewährleisten, dass Sie alle potenziellen Triggerpunkte finden. Nutzen Sie die Muskelskizzen und Abbildungen in den folgenden Kapiteln, um sicherzugehen, dass Sie den gesamten Muskel absuchen und sich nicht nur auf die Stelle konzentrieren, die am stärksten wehtut. Häufig schmerzt ein Sehnenansatz, weil der angespannte Muskel daran zieht, aber wenn Sie nicht den gesamten Umfang des Muskels bearbeiten, wird er auch weiterhin an dem Sehnenansatz ziehen.

Wenn Sie Triggerpunkte auf der einen Seite des Körpers finden, sollten Sie auch die gleichen Muskeln auf der anderen Seite bearbeiten, dabei aber mehr Zeit auf die schmerzende Seite verwenden. Abgesehen von ganz akuten, einseitigen Verletzungen ist auch der gleiche Muskel auf der gegenüberliegenden Seite fast immer druckempfindlich – und zwar auch dann, wenn er noch keine Symptome verursacht. Bei Rückenmuskeln schafft man nur neue Probleme, wenn man nicht beide Seiten auflockert. Und manchmal ist es tatsächlich der Muskel auf der gegenüberliegenden Seite, der die Symptome verursacht – also lohnt es sich immer, beide Seiten zu behandeln.

Arbeiten Sie in die Richtung, in die Schmerzen ausgestrahlt werden. Wenn zum Beispiel Ihr Kopfwendermuskel (*M. sternocleidomastoideus*) Schmerzen in Ihre Gesichtsmuskulatur ausstrahlt, bearbeiten Sie zuerst den Kopfwender und dann das Gesicht.

Wenn Sie anhand der Kapitel 10 bis 18 die jeweiligen Muskeln durcharbeiten, achten Sie bitte darauf, dass Sie auch die anderen, jeweils unter „Siehe auch" aufgeführten Muskeln absuchen, da Triggerpunkte im einen Muskel die Triggerpunkte in anderen Muskeln aktiv halten können. Wenn Sie zum Beispiel die Triggerpunkte in Ihrem Augenbrauenheber (*M. frontalis,* einem der Gesichts- und Kopfschwartenmuskeln) wirksam behandeln, die Beschwerden dann aber schnell wiederkommen, müssen Sie den Kopfwender prüfen, weil er Schmerzen in den Augenbrauenheber ausstrahlen und dort die Reaktivierung von Triggerpunkten verursachen kann.

Durch das Ausüben von Druck auf einen Triggerpunkt kann das Schmerzausstrahlungsmuster reproduziert werden, das muss aber nicht so sein. Wenn Sie also den begründeten Verdacht haben, dass ein bestimmter Muskel beteiligt ist, sollten Sie ihn auf jeden Fall behandeln, um zu sehen, ob davon Ihre Kopfschmerzen und anderen Symptome gelindert werden.

Häufigkeit von Selbstbehandlungen

Die meisten Betroffenen sollten ihre Muskeln zunächst einmal pro Tag behandeln. Legen Sie eine Zeit fest, zu der Sie Ihre Selbstbehandlungen nicht vergessen – vielleicht nach dem Aufwachen, beim Fernsehen oder wenn Sie schlafen gehen – und bewahren Sie Ihre Bälle so auf, dass Sie sie leicht zur Hand haben (aber achten Sie darauf, nicht auf einem Ball einzuschlafen!). Falls Sie nach einer Selbstbehandlung oder einer Behandlung Ihres Therapeuten einen Muskelkater haben, setzen Sie einen Tag aus. Wenn Sie bei einem Therapeuten in Behandlung waren, sollten Sie am selben Tag keine Selbstbehandlung mehr durchführen.

Nach einigen Wochen können Sie die Häufigkeit Ihrer Selbstbehandlungen auf zweimal täglich steigern – es sei denn, Sie bekommen dadurch einen Muskelkater. Wenn Sie den Eindruck haben, dass Ihre Triggerpunkte durch eine bestimmte Aktivität schlimmer werden, versuchen Sie es vor und nach dieser Aktivität mit einer Selbstbehandlung. Wenn Sie davon einen Muskelkater bekommen oder Ihre Symptome schlimmer werden, verringern Sie die Anzahl der Behandlungen.

Nehmen Sie Ihre Bälle mit, wenn Sie verreisen, da Triggerpunkte auf Reisen häufig schlimmer werden. Sie können sogar am Arbeitsplatz ein paar Bälle oder einen Backnobber aufbewahren.

Bearbeiten Sie einen Muskel, bis er nicht mehr druckempfindlich ist, und zwar auch, nachdem Ihre akuten Symptome verschwunden sind. Dass ein Triggerpunkt keine Schmerzen mehr ausstrahlt, bedeutet keineswegs, dass er verschwunden ist. Wahrscheinlich ist er einfach nur latent geworden, und in diesem Fall kann er leicht wieder reaktiviert werden. Wenn Sie Ihre Triggerpunkte nicht behandeln oder die Behandlung zu früh einstellen, ist die Wahrscheinlichkeit größer, dass die Veränderungen Ihres Nervensystems langfristig oder dauerhaft werden und dass der Schmerz leichter wiederkommt. Wenn Ihre Symptome verschwinden, sinkt vielleicht Ihre Motivation, die Selbstbehandlungen weiter durchzuführen – oder Sie vergessen sie sogar. Versuchen Sie, dem vorzubeugen; sollte es trotzdem so kommen, ist es wichtig, dass Sie zumindest wissen, was Sie tun sollten, wenn Ihre Symptome wieder auftreten.

8.2 Allgemeine Richtlinien für Stretching- und Konditionierungsübungen

Es ist sehr wichtig, zwischen Stretching- oder Dehnübungen und Konditionierungsübungen zu unterscheiden. Beim Stretching dehnt man vorsichtig die Muskelfasern, während man mit Konditionierungsübungen versucht, den Muskel zu kräftigen. Travell und Simons (1983) stellten fest, dass sich Stretching-Übungen positiv auf aktive Triggerpunkte auswirken, Konditionierungsübungen diese jedoch in der Regel verschlimmern.

Viele Leute fangen gleichzeitig mit einer Physiotherapie und einer Triggerpunkt-Therapie an, aber das kann kontraproduktiv sein, da Physiotherapie normalerweise zum großen Teil aus Konditionierungsübungen besteht – es sei denn, der behandelnde Physiotherapeut kennt sich mit Triggerpunkten aus. Meiner Erfahrung nach werden in über der Hälfte der Fälle die Beschwerden des Patienten entweder nicht besser oder sogar schlimmer, wenn er beide Therapieformen parallel einsetzt. Häufig muss ein Patient seine Konditionierungsübungen einstellen, bis die Triggerpunkte weniger empfindlich sind. In den meisten Fällen kann man nach etwa zwei Wochen Triggerpunkttherapie und Selbstbehandlung mit Konditionierungsübungen anfangen, aber wenn Ihre Triggerpunkte dann nach wie vor sehr empfindlich sind, sollten Sie warten, bis die Symptome abgeklungen sind; währenddessen können Sie die Stretching-Übungen aus diesem Buch üben. Solange Sie sich an die hier gegebenen Regeln halten, brauchen diese Übungen nicht von einem Therapeuten verschrieben zu werden.

Wenn Sie nicht sicher sind, ob eine Ihnen aufgegebene Aktivität eine Dehn- oder Konditionierungsübung ist, fragen Sie Ihren Therapeuten. Außerdem sollten Sie diesem von sämtlichen Aktivitäten, Fitness- und Stretching-Übungen erzählen, die Sie durchführen, da manche davon unter Umständen ein Aktivieren Ihrer Triggerpunkte fördern können. Ich will hier nicht im Einzelnen auf Richtlinien für Konditionierungsübungen eingehen, da solche Hinweise von Ihrem Therapeuten gegeben werden sollten; er erklärt Ihnen auch, wie Sie solche Übungen sicher und wirkungsvoll durchführen.

Was Sie bei Stretching- und Konditionierungsübungen vermeiden sollten

Machen Sie keine Stretching-Übungen, wenn Sie erschöpft sind oder frieren, und federn Sie bei den Übungen nicht in den Beinen. Vielleicht werden Ihnen von Freunden oder Bekannten Konditionierungsübungen empfohlen, die für sie funktioniert haben, aber Sie sind ein anderer Mensch mit einer anderen Symptomatik, und Sie sollten keine Konditionierungsübungen machen, die Ihren Freunden verschrieben wurden. Sie würden ja auch nicht die Medikamente nehmen, die jemand anderem verschrieben wurden. Wenn eine Konditionierungs- oder Stretching-Übung Ihre Symptome verschlimmert, dann hören Sie damit auf. Fragen Sie Ihren Therapeuten, woran es liegen könnte, dass diese Übung nicht gut für Sie ist und wie Sie weitermachen sollen.

Wann und wie Sie Ihre Stretching- und Konditionierungsübungen machen sollten

Machen Sie Ihre Stretching-Übungen, nachdem Sie Ihre Triggerpunkte behandelt haben. Wenn Sie nicht genug Zeit für beides haben, machen Sie die Selbstbehandlung und lassen Sie das Stretching ausfallen. Triggerpunkt-Deaktivierung mit nachfolgendem Stretching ist wirkungsvoller als Triggerpunkt-Deaktivierung allein, aber Stretching ohne vorherige Deaktivierung kann dazu führen, dass die Triggerpunkte noch empfindlicher werden (Edwards & Knowles, 2003).

Machen Sie Stretching-Übungen langsam und nur bis zu dem Punkt, an dem Sie eine leichte Dehnung erreichen; erzwingen Sie nichts. Wenn Sie Muskeln zu stark oder zu schnell dehnen, können Sie die darin befindlichen Triggerpunkte verschlimmern. Halten Sie jede Dehnung für 30 bis 60 Sekunden. Nach 30 Sekunden wird sich kaum ein Nutzen einstellen, aber wenn Sie länger dehnen, wird Ihnen das nicht schaden. Wenn Sie entspannt und durchgeatmet haben, können Sie das Stretchen wiederholen. Vor jeder Wiederholung sollten Sie tief durchatmen und sich ausruhen.

Wenn Sie nach Stretching- oder Konditionierungsübungen einen Muskelkater bekommen, der länger als einen Tag anhält, versuchen Sie es erneut, nachdem der Muskelkater abgeklungen ist, und reduzieren Sie die Anzahl der Wiederholungen. Falls der Muskelkater zwei Tage nach solchen Übungen immer noch nicht verschwunden ist, machen Sie vielleicht etwas falsch oder diese Stretching-Übung ist für Sie nicht geeignet – dann sollten Sie sie aufgeben oder modifizieren (Travell & Simons, 1983).

8.3 Allgemeine Richtlinien für die Beanspruchung Ihrer Muskeln

Zusätzlich zur Deaktivierung Ihrer Triggerpunkte und zu Ihren Stretching-Übungen sollten Sie sorgsam mit Ihrer Muskulatur umgehen; dadurch beugen Sie der Reaktivierung alter Triggerpunkte vor und verhindern, dass neue entstehen.

Achtsamer Umgang mit der Muskulatur

Wenn Sie einen Muskel behandelt haben, sollten Sie ihn vorsichtig und normal einsetzen und dabei sein volles Bewegungsausmaß nutzen, aber anstrengende Aktivitäten vermeiden – mindestens einen Tag lang oder bis die Triggerpunkte nicht mehr so leicht schlimmer werden, je nachdem, was länger dauert. Gehen Sie es langsam an und überfordern Sie sich nicht.

Ruhen Sie sich aus, machen Sie bei jeder körperlichen Aktivität häufige Pausen und bleiben Sie nicht zu lange in derselben Haltung sitzen. Gewöhnen Sie sich an, darauf zu achten, dass Sie Ihre Muskeln nicht zu lange im kontrahierten Zustand halten, indem Sie sie für längere Zeit anspannen oder einsetzen. Um den Blutkreislauf zu fördern und die Muskeln mit Sauerstoff und Nährstoffen zu versorgen, müssen sie sich abwechselnd zusammenziehen und wieder entspannen, was durch normale, einigermaßen häufige Bewegungen erreicht wird. Achten Sie darauf, wo Sie Ihre Muskeln anspannen, und üben Sie, diesen Bereich zu entspannen. Meiden Sie kalten Luftzug.

Heben Sie Gegenstände mit gebeugten Knien und halten Sie dabei den Rücken gerade, mit dem Gegenstand dicht vor der Brust. Heben Sie nichts, was zu schwer für Sie ist, sondern bitten Sie in solchen Fällen um Hilfe. Sie sollten einen Muskel nie allzu sehr belasten – die Gefahr ist zu groß, dass Sie sich dabei eine Muskelzerrung zuziehen.

Körperliche Übungen

Bevor Sie anfangen, wie auch immer geartete Übungen durchzuführen, sollten Sie sich ausreichend aufwärmen. Angespannte, kalte Muskeln sind anfälliger für Verletzungen. Wie in jeder anderen Lebenslage auch sollten Sie bei sämtlichen körperlichen Übungen Haltungen und Aktivitäten vermeiden, die eventuell vorhandene gesundheitliche Beschwerden verschlimmern. Schwimmen ist generell eine gute Übung und Fahrradfahren ist weniger belastend für den Körper als Laufen, aber bei beiden Aktivitäten müssen Sie darauf achten, den Trapezmuskel (*M. trapezius*) und die Nackenmuskulatur nicht zu überlasten. Ein Fahrrad, auf dem Sie in einer aufrechteren Haltung sitzen können – zum Beispiel ein Hometrainer –, ist anderen Modellen vorzuziehen, auf denen Sie über den Lenker gebeugt sitzen müssen.

Bevor Sie anfangen zu trainieren, sollten Sie Ihr Pensum lieber zu niedrig einschätzen und auf der sicheren Seite bleiben. Viele Leute befolgen das Sprichwort „Viel hilft viel" und meinen, es würde ihnen nützen, trotz Schmerzen weiterzumachen. Aber dadurch verschlimmern sie lediglich die vorhandenen Probleme und erschweren es, sie erfolgreich zu behandeln. Bei körperlichen Übungen sollte man sich wohlfühlen. Laufen und gehen Sie abwechselnd oder ruhen Sie sich beim Gewichtheben zwischen Wiederholungen aus und verwenden Sie Gewichte, die nicht zu schwer für Sie sind. Falls Sie dazu neigen, Dinge zu übertreiben, sollten Sie Ihre Aktivitäten reduzieren und dann allmählich nach Maßgabe Ihres Therapeuten wieder aufnehmen. Wenn Sie solche Aktivitäten zu schnell wieder aufnehmen oder übertreiben, werden Sie damit schnell in Ihren Behandlungsfortschritten zurückgeworfen.

Steigern Sie ganz allmählich und in kleinen Schritten die Dauer, Geschwindigkeit und Anstrengung, mit der Sie Ihre Übungen machen, sodass Sie keinen Muskelkater bekommen und keine Triggerpunkte aktivieren. Leichtes bis moderates Aerobic-Training ist gesund und verhindert das Wiederauftreten von Muskelproblemen. Und außerdem ist es hervorragend geeignet, um Stress abzubauen. Bei Menschen, die regelmäßig Fitnessübungen machen, entstehen seltener Triggerpunkte als bei solchen, die ab und zu trainieren und es dann übertreiben. Also: Übertreiben Sie es nicht!

8.4 Schlussbemerkungen

In diesem Kapitel haben Sie sich über die Grundlagen von Triggerpunkt-Selbstbehandlungen informiert und erfahren, was man bei Selbstbehandlungen vermeiden sollte. Außerdem haben Sie einiges über die Grundlagen von Stretching-Übungen erfahren und darüber, wie Sie Ihre Muskeln beanspruchen sollten, um die Reaktivierung von Triggerpunkten und die Entstehung neuer Triggerpunkte zu vermeiden. Am wichtigsten ist, daran zu denken, was Sie nicht tun sollten: Achten Sie darauf, Ihre Triggerpunkt-Behandlungen, Stretching-, Konditionierungs- und Fitnessübungen nicht zu übertreiben. In der Anfangsphase der Behandlung sollten Sie die Richtlinien in diesem Kapitel öfter nachlesen und auch in der Zeit danach in regelmäßigen Abständen wiederholen, um sicherzustellen, dass Sie die Selbsthilfetechniken richtig ausführen.

Das nächste Kapitel soll Ihnen dabei helfen, die Muskeln zu erkennen, die womöglich Ihre Kopfschmerzen und anderen Symptome verursachen. Es erklärt außerdem, wie Sie Ihre Symptome protokollieren und Ihre Fortschritte überwachen können.

9. Welche Muskeln verursachen die Schmerzen?

Um herauszufinden, welche Muskeln Sie zuerst behandeln sollten, sehen Sie sich bitte die Kopfschmerz-Karte auf Seite 90 an und dann die Fotos der Ausstrahlungsmuster (Schmerzfelder) in jedem Kapitel. Dann versuchen Sie, die Muster zu finden, die am besten mit Ihrem Schmerzmuster übereinstimmen. Lesen Sie die Liste der Symptome für jeden Muskel. Sie sollten zunächst an den Muskeln arbeiten, deren Ausstrahlungsmuster Ihnen bekannt vorkommen und deren Symptome Ihren eigenen Symptomen ähneln. Letztendlich sollten Sie aber sämtliche Muskel-Kapitel sorgfältig durchlesen, da auch andere, weniger offenkundige Triggerpunkte eine Rolle bei der Entstehung Ihrer Schmerzen spielen können.

9.1 Kopfschmerz-Karte

Wie soeben erwähnt, ist die Kopfschmerz-Karte auf Seite 90 Ihr Ausgangspunkt für die Bestimmung der Triggerpunkte, die an der Entstehung Ihrer Kopfschmerzen beteiligt sind. Suchen Sie auf der Karte die Partien, in denen Ihre Schmerzen auftreten, und dann schlagen Sie in den Kapiteln, auf die jeweils verwiesen wird, nach, welche Muskeln die Triggerpunkte enthalten könnten, die zu Ihren Beschwerden beitragen. Vielleicht müssen Sie alle Muskeln, die als potenzielle Ursachen für die Schmerzen in einem bestimmten Bereich genannt werden, bearbeiten, wenn Sie anfänglich nicht herausfinden können, in welchen Muskeln sich die schmerzverursachenden Triggerpunkte befinden oder wenn Triggerpunkte in mehreren Muskeln für Ihre Schmerzen verantwortlich sein könnten. Auf der Kopfschmerz-Karte sind die Aufzählungen der für jeden Bereich infrage kommenden Muskeln nach absteigender Häufigkeit sortiert – zuerst werden die Muskeln genannt, die am häufigsten Schmerzen in den betreffenden Bereich ausstrahlen. Die Reihenfolge kann jedoch bei Ihnen persönlich anders aussehen. Daher sollten Sie alle Kapitel prüfen, bevor Sie davon ausgehen, dass die angegebene Reihenfolge der Prioritäten auch bei Ihnen zutrifft.

Vielleicht finden Sie es nützlich, die auf Seite 91 und 92 enthaltenen Blanko-Körperdiagramme zu fotokopieren und darauf Ihr Symptom-Muster mit einem Filzstift einzuzeichnen; dann können Sie sie mit den Schmerzausstrahlungsfotos in Kapitel 10 bis 18 vergleichen. Notieren Sie neben jeder schmerzenden Region, wie stark Ihre Schmerzen dort sind (auf einer Skala von 1 bis 10) und die anteilige Dauer ihres Auftretens, zum Beispiel „6,5 / 80 %".

Ich empfehle Ihnen, mindestens zweimal pro Woche ein solches Körperdiagramm auszufüllen. Datieren Sie die Diagramme, sodass Sie sie chronologisch geordnet ablegen können. Ein solches Protokoll ist in mehrfacher Hinsicht nützlich: Sie erkennen, welche Muster Ihren Schmerzfeldern am besten entsprechen. Außerdem kann es Ihnen helfen, die Faktoren herauszufiltern, die Ihre Symptome verursachen oder chronifizieren, indem es die Schwankungen Ihrer Schmerzintensität und -häufigkeit den Einträgen in Ihrem Kopfschmerz-Tagebuch zuordnet. Und schließlich ermöglicht es Ihnen, Ihre Fortschritte (oder deren Ausbleiben) zu verfolgen und ein chronologisches Protokoll der Verletzungen anzulegen, die Sie sich möglicherweise zugezogen haben. Wenn Ihr Gesundheitszustand besser wird, kann es passieren, dass Sie vergessen, wie stark Ihre Schmerzen ursprünglich waren, und dass Sie daher glauben, keine Verbesserung erreicht zu haben. Die Körperdiagramme verhindern solche Frustrationen, da sie gegebenenfalls grafisch dokumentieren, inwieweit die Intensität, Häufigkeit und Ausdehnung Ihrer Schmerzen abgenommen haben. So können Sie sehen, dass Ihr Zustand sich bessert – und zwar auch dann, wenn Sie gelegentlich einen Rückschritt verzeichnen. Ein Hinweis: Manche Menschen können die schmerzenden Stellen nicht richtig und genau ins Diagramm einzeichnen – unter anderem auch, weil ihnen möglicherweise die entsprechenden Anatomie-Kenntnisse fehlen. Daher sollten Sie diese Möglichkeit berücksichtigen und alle Muskeln mit benachbarten Ausstrahlungsmustern überprüfen – nur für den Fall, dass Ihre Zeichnung ungenau ist.

9.2 Muskeln, die anfällig sind für Triggerpunkte

Die Kapitel 10 bis 18 behandeln alle wichtigen Muskeln, die häufig bei Kopfschmerzen eine Rolle spielen. Jedes Kapitel enthält eine anatomische Skizze des Muskels beziehungsweise der Muskeln, die darin besprochen werden; in der Skizze kennzeichnet ein X die Stellen, wo Triggerpunkte am häufigsten zu finden sind. Fotos zeigen die am häufigsten vorkommenden Schmerzfelder für jeden Triggerpunkt; darin zeigt der durchgehend schattierte Bereich den primären Ausstrahlungsbereich, der fast immer vorhanden ist, und die gepunkteten Bereiche die am häufigsten auftretenden sekundären Ausstrahlungsbereiche, die vorhanden sein können, aber nicht müssen. Die Stellen, an denen in Verbindung mit dem betreffenden Ausstrahlungsfeld am häufigsten Triggerpunkte auftreten, sind mit einem X gekennzeichnet. Daneben kann es allerdings weitere Triggerpunkte geben, und daher sollten Sie den ganzen Muskel danach absuchen.

Die Schmerzausstrahlungsfotos in den Muskel-Kapiteln zeigen nur die am häufigsten auftretenden Schmerzfelder; bitte bedenken Sie, dass Ihre Ausstrahlungsmuster davon abweichen oder sogar völlig anders aussehen können. Außerdem könnten Sie überlappende, von Triggerpunkten in mehreren Muskeln ausgehende Schmerzfelder haben. Solche Felder können ausgedehnter sein als die Muster, die typischerweise von individuellen Muskeln ausgehen, und daher sollten Sie alle Muskeln, die Schmerzen in den betreffenden Bereich ausstrahlen, nach Triggerpunkten absuchen. In solchen Feldern, in die überlappt ausgestrahlt wird, können Ihre Schmerzen stärker sein.

Wenn Sie den Eindruck haben, dass Ihre Triggerpunktbehandlungen Wirkung zeigen, Sie aber nur vorübergehende Linderung erreichen, sollten Sie nach Muskeln suchen, die Schmerzen oder andere Symptome in den Bereich abstrahlen, in dem Sie Triggerpunkte gefunden und behandelt haben. Es kann sein, dass andere Triggerpunkte (Primärtriggerpunkte) jene Triggerpunkte aktivieren, die Sie zuerst behandelt haben (Sekundärtriggerpunkte). Satelliten-Triggerpunkte können nicht dauerhaft aufgelöst werden, solange man sich nicht um die Primärtriggerpunkte gekümmert hat, die sie verursachen. Wenn Sie zum Beispiel Schmerzen im Unterkiefer haben und vorübergehende Linderung erreichen können, indem Sie den Kaumuskel (*M. masseter*) behandeln, ist zu überlegen, ob vielleicht Triggerpunkte im oberen Bereich des Trapezmuskels (*M. trapezius*) die Triggerpunkte im Kaumuskel aktiv halten. In diesem Fall enthält der Kaumuskel die Satelliten-Triggerpunkte und der Trapezmuskel die Primärtriggerpunkte. Jedes Muskel-Kapitel enthält eine Aufzählung der anderen Muskeln, die ebenfalls beteiligt sein können (unter „Siehe auch"). Da jedoch die körperlichen Unterschiede von einem Menschen zum anderen erheblich sind, müssen Sie unter Umständen die Ausstrahlungsmuster in sämtlichen Muskel-Kapiteln durchsehen, um herauszufinden, welche anderen Muskeln in Ihrem Falle eine Rolle spielen könnten.

Manchmal bekomme ich ein Phänomen zu sehen, das ich „umgekehrte Schmerzausstrahlung" nenne. Dabei finden sich in dem Bereich, der normalerweise das Schmerzfeld wäre, Triggerpunkte, die Schmerzen und andere Symptome dorthin ausstrahlen, wo sich gewöhnlich die Triggerpunkte befinden würden. Ein Beispiel wären Triggerpunkte im Glutäalbereich (Gesäß), die Schmerzen in den Lumbalbereich (die Lenden) ausstrahlen, obwohl normalerweise Lumbal-Triggerpunkte in den Glutäalbereich ausstrahlen. Das heißt, dass Sie möglicherweise auch – im Gegensatz zu dem, was die Fotos zeigen – Schmerzfelder auf Triggerpunkte absuchen müssen. In solchen Fällen ist es besonders hilfreich, mit einem ausgebildeten Therapeuten zu arbeiten.

In den folgenden Kapiteln sind in den Informationen zu jedem Muskel die häufigsten Symptome und Faktoren aufgeführt, die Triggerpunkte verursachen oder chronifizieren können. Ich möchte noch einmal betonen, dass nur die häufigsten genannt werden; vielleicht zeigen sich bei Ihnen andere Symptome, und Ihre verursachenden und chronifizierenden Faktoren können andere sein. Wenn Sie in einem bestimmten Muskel Triggerpunkte vermuten, aber keine Ursachen finden, die auf Sie zutreffen, dann sollten Sie überlegen, ob irgendwelche Umstände in Ihrem Leben so ähnlich sind wie etwas aus der Liste und letztlich den Muskel in gleicher Weise belasten.

Jedes Muskel-Kapitel enthält Stretching-Übungen und, wenn es sinnvoll ist, Konditionierungsübungen für den Muskel oder die Muskeln, die im betreffenden Kapitel behandelt werden. Wenn Sie bei einem Therapeuten in Behandlung sind, lassen Sie von ihm überprüfen, ob Sie die Stretching- und Konditionierungsübungen richtig machen. Wenn Sie die Übungen falsch durchführen, kann dadurch der Muskel zusätzlich belastet werden. Wenn Ihre Symptome schlimmer werden, stellen Sie die Selbstbehandlungen ein und lassen Sie sich von Ihrem Therapeuten beraten.

9.3 Schlussbemerkungen

Sobald Sie festgestellt haben, welche zwei Muskeln am besten zu Ihrem Schmerzfeld passen, fangen Sie damit an, diese Muskeln zu behandeln. Im Laufe der darauffolgenden Wochen sollten Sie zusätzliche Muskeln in die Behandlung mit aufnehmen. Lesen Sie regelmäßig die Richtlinien in Kapitel 8 nach, um sicherzustellen, dass Sie die Selbstbehandlungen richtig durchführen. Wenn sich bei Ihnen die ersten Besserungen einstellen, werden Sie eine klarere Vorstellung davon entwickeln, welche Triggerpunkte in welchen Muskeln Ihre Schmerzen verursachen und welche chronifizierenden Faktoren Ihre Triggerpunkte reaktivieren.

Kopfschmerz-Karte

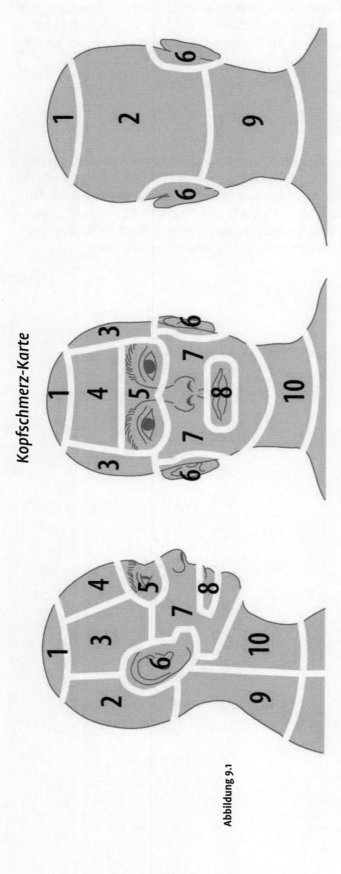

Abbildung 9.1

Hinter den Bezeichnungen der einzelnen Muskeln sind jeweils in Klammern die lateinische Bezeichnung und die Nummer des entsprechenden Kapitels aufgeführt

1. Kopfwendermuskel (M. sternocleidomastoideus, 12)
   Riemenmuskel (oder Bauchmuskel) des Kopfes (M. splenius capitis, 11)
2. Trapezmuskel (oder Kappenmuskel, M. trapezius, 10)
   Kopfwendermuskel (M. sternocleidomastoideus, 12)
   Nackenmuskulatur (11)
   Okzipital- oder Hinterhauptmuskel (M. occipitalis, 14)
   zweibäuchiger Kiefermuskel (M. digastricus, 18)
   Schläfenmuskel (M. temporalis, 13)
3. Trapezmuskel (oder Kappenmuskel, M. trapezius, 10)
   Kopfwendermuskel (M. sternocleidomastoideus, 12)
   Schläfenmuskel (M. temporalis, 13)
   Nackenmuskulatur (11)
4. Kopfwendermuskel (M. sternocleidomastoideus, 12)
   Halbdornmuskel des Kopfes (M. semispinalis capitis, 11)
   Gesichts- und Kopfschwartenmuskulatur (14)

5. Kopfwendermuskel (M. sternocleidomastoideus, 12)
   Schläfenmuskel (M. temporalis, 13)
   Nackenmuskulatur (11)
   Kaumuskel (M. masseter, 15)
   Gesichts- und Kopfschwartenmuskulatur (14)
   Trapezmuskel (oder Kappenmuskel, M. trapezius, 10)
6. äußerer Flügelmuskel (M. pterygoideus lateralis, 16)
   Kaumuskel (M. masseter, 15)
   Kopfwendermuskel (M. sternocleidomastoideus, 12)
   innerer Flügelmuskel (M. pterygoideus medialis, 17)
7. Kopfwendermuskel (M. sternocleidomastoideus, 12)
   Kaumuskel (M. masseter, 15)
   äußerer Flügelmuskel (M. pterygoideus lateralis, 16)
   Trapezmuskel (oder Kappenmuskel, M. trapezius, 10)
   zweibäuchiger Kiefermuskel (M. digastricus, 18)
   innerer Flügelmuskel (M. pterygoideus medialis, 17)
   Gesichts- und Kopfschwartenmuskulatur (14)

8. Schläfenmuskel (M. temporalis, 13)
   Kaumuskel (M. masseter, 15)
   zweibäuchiger Kiefermuskel (M. digastricus, 18)
9. Trapezmuskel (oder Kappenmuskel, M. trapezius, 10)
   Rückenmuskulatur, insbesondere die an den Gelenkfortsätzen entspringenden Muskeln (Mm. multifidi cervicis, 11)*
   Riemenmuskel des Halses (M. splenius cervicis, 11)
   (außerdem Schulterblattheber, M. levator scapulae, und Untergrätenmuskel, M. infraspinatus, die in diesem Buch nicht behandelt werden)
10. Kopfwendermuskel (M. sternocleidomastoideus, 12)
    zweibäuchiger Kiefermuskel (M. digastricus, 18)
    innerer Flügelmuskel (M. pterygoideus medialis, 17)

* „Mm." ist die Abkürzung für „Musculi" = „Muskeln".

9. Welche Muskeln verursachen die Schmerzen? · 91

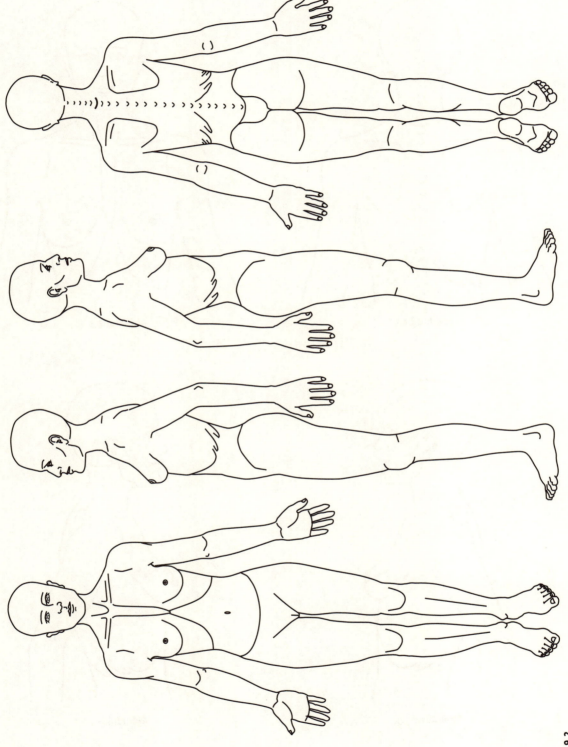

Blanko-Körperdiagramm

Abbildung 9.2

Oberkörper-Schmerzdiagramm

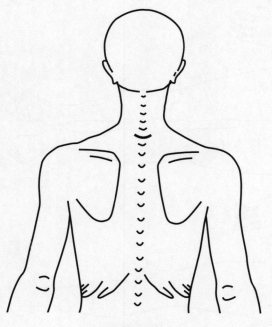

Abbildung 9.3

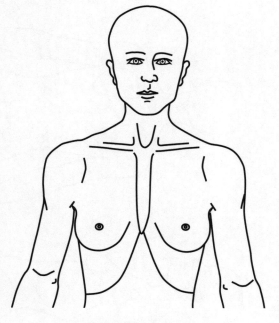

Abbildung 9.4

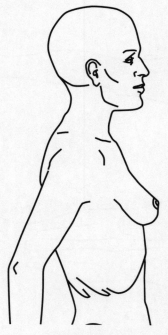

Abbildung 9.5

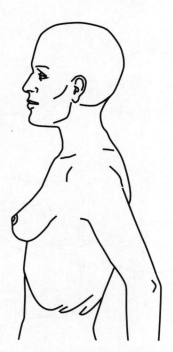

Abbildung 9.6

10. Trapezmuskel

Wie es aus der Muskelzeichnung (s. Abb. 10.1) ersichtlich wird, ist der Trapezmuskel (oder Kappenmuskel, *M. trapezius*) ein großer, drachenförmiger Muskel, der große Teile des Rückens und Nackens bedeckt. Häufig enthält er Triggerpunkte; wegen des Schmerzes, der von solchen Triggerpunkten ausgestrahlt wird, suchen mehr Betroffene ärztliche Hilfe auf als wegen Triggerpunkten jedes anderen Muskels. Triggerpunkte im Trapezmuskel sind eine der Hauptursachen von Kopfschmerz.

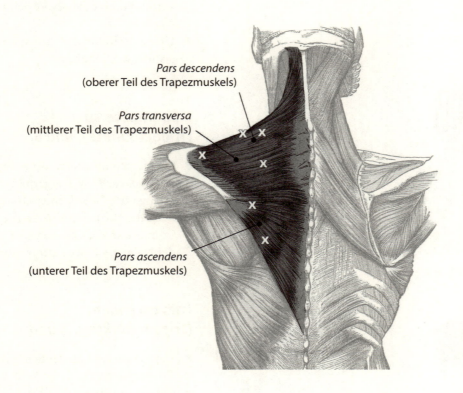

Abbildung 10.1

10.1 Häufige Symptome

Der Trapezmuskel besteht aus drei Teilen: *Pars descendens* (lat. „absteigender Teil", oberer Teil des Trapezmuskels), *Pars transversa* (lat. „querender Teil", mittlerer Teil des Trapezmuskels) und *Pars ascendens* (lat. „aufsteigender Teil", unterer Teil des Trapezmuskels), und jeder Teil hat seine eigenen Funktionen und häufig vorkommenden Symptome.

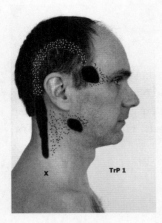
Abbildung 10.2

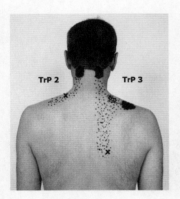
Abbildung 10.3

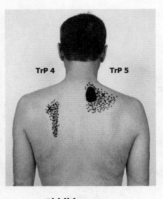
Abbildung 10.4

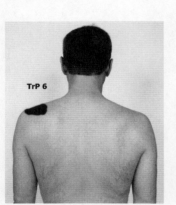
Abbildung 10.5

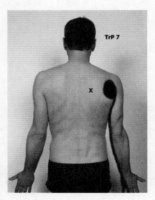
Abbildung 10.6

Pars descendens (Triggerpunkte 1 und 2)

- Kopfschmerzen über den Schläfen und/oder Spannungskopfschmerz
- Schmerzen in Gesicht, Schläfen, Kiefern oder hinter den Augen
- Schwindelgefühl oder Vertigo (zeigt an, dass auch der Kopfwendermuskel beteiligt ist, s. Kap. 12)
- Steifheit, eingeschränktes Bewegungsausmaß und/oder starke Schmerzen im Nacken
- Überempfindlichkeit gegen Gewichtsbelastung der Schultern

Pars transversa (Triggerpunkte 5 und 6)

- Schmerzen im oberen mittleren Bereich des Rückens (nur Triggerpunkt 5)
- brennender Oberflächenschmerz im Bereich der Wirbelsäule (nur Triggerpunkt 5)
- Schmerz an der Oberseite der Schulter, in der Nähe des Gelenks (nur Triggerpunkt 6)

Pars ascendens (Triggerpunkte 3, 4 und 7)

- Kopfschmerzen an der Schädelbasis (nur Triggerpunkt 3)
- Schmerzen im mittleren Rücken, im Nacken und/oder im Schulterbereich
- möglicherweise auf die Rückseite des Schulterblatts, an der Innenseite des Arms hinunter und in Ringfinger und kleinen Finger ausgestrahlter Schmerz – sehr ähnlich dem Ausstrahlungsmuster des hinteren oberen Sägemuskels (*M. serratus posterior superior*), der in diesem Buch nicht behandelt wird, da er keine Kopfschmerzen verursacht (nur Triggerpunkt 7)
- tief sitzender Schmerz und diffuse Empfindlichkeit auf der Oberseite der Schulter (nur Triggerpunkt 3)

10.2 Mögliche Ursachen und chronifizierende Faktoren

Haltungsbedingte Faktoren

- vorgebeugte Haltung
- Verspannung der Schultern
- Einklemmen eines Telefonhörers zwischen Ohr und Schulter
- Schlafen auf dem Bauch oder Rücken, während der Kopf über längere Zeit zur Seite gedreht ist
- Nähen auf dem Schoß ohne Armlehnen
- Sitzen ohne feste Rückenlehne (zusammengesackte Sitzhaltung)
- vorgebeugte Haltung über längere Zeit (wenn Sie zum Beispiel Zahnarzt sind, Hygieniker, Architekt, technischer Zeichner oder Sekretärin oder wenn Sie einen anderen Beruf ausüben, bei dem Sie sich über Ihre Arbeit beugen müssen)
- Tragen von Tagesrucksack oder Tasche über einer Schulter
- für längere Zeit zur Seite gedrehte Kopfhaltung, um ein Gespräch führen oder besser hören zu können

Unvorteilhaft konstruierte Möbel oder schlecht sitzende Kleidung

- Sitzen auf einem Stuhl, der keine oder zu niedrige Armlehnen hat
- Tippen auf einer Tastatur, die zu hoch platziert ist
- Tragen eines Büstenhalters mit zu engen Trägern (Schulterträger oder Rückenband)
- Tragen von Tasche oder Tagesrucksack mit zu hohem Gewicht
- Tragen eines schweren Mantels
- Gehen mit einem zu langen Gehstock

Medizinische und strukturelle Faktoren

- Erleiden eines Schleudertraumas (durch einen Verkehrsunfall, Sturz auf den Kopf oder eine ruckartige Kopfbewegung)
- Ermüdung
- ein Bein, das kürzer ist als das andere
- Sitzknochen, die nicht in einer Ebene liegen, weil eine Seite kleiner ist
- kurze Oberarme, die dazu führen, dass man sich auf eine Seite lehnen muss, um sich auf eine Armlehne zu stützen
- schwere Brüste
- verspannter großer Brustmuskel (*M. pectoralis major*)

Aktivitäten

- sportliche Aktivitäten mit plötzlichen einseitigen Bewegungen, zum Beispiel Tennis oder Golf
- Jogging
- Geigespielen
- Rucksackwandern
- Fahrradfahren
- Kajakfahren

10.3 Nützliche Hinweise

Wenn Sie beim Stehen die Hände in die Hosentaschen stecken, entlasten Sie Ihren Trapezmuskel. Falls Sie einen schweren Mantel tragen, können Sie den Pars descendens Ihres Trapezmuskels entlasten, indem Sie den Mantel mit Schulterpolstern versehen.

Falls Sie mit einem Rucksack wandern, versuchen Sie, den größten Teil seines Gewichtes auf den Hüftgurt zu platzieren. Falls Sie Gewicht heben, vermeiden Sie zu schwere Gewichte und halten Sie den Kopf gerade aufgerichtet, in einer Ebene mit den Schultern, nicht nach vorn gebeugt. Falls Sie einen Gehstock benutzen, achten Sie darauf, dass er nicht so hoch ist, dass er die Schultern nach oben drückt.

Schwimmen ist eine gute Form von Aerobic-Training, aber Sie sollten in verschiedenen Lagen schwimmen, um den Trapezmuskel nicht allzu sehr zu belasten. Wenn Sie den Kopf zu einer Seite drehen – wie etwa beim Kraulen –, kann sich das ungünstig auf den Trapezmuskel auswirken.

10.4 Selbsthilfetechniken

Anwendung von Druck

Druck auf den Trapezmuskel und die paraspinale Muskulatur

Legen Sie sich rücklings mit gebeugten Knien auf ein Bett mit harter Matratze oder auf den Boden. Legen Sie einen Tennis- oder Squashball etwa zweieinhalb Zentimeter neben Ihre Wirbelsäule, zunächst im oberen Bereich des Rückens, und halten Sie für acht Sekunden bis eine Minute den Druck auf dieser Stelle. Rutschen Sie zur nächsten Stelle ein kleines Stück am Rücken hinab, parallel zur Wirbelsäule, und halten Sie erneut auf dieser Stelle den Druck. Arbeiten Sie sich so die ganze Strecke bis zum oberen Ende des Beckens vor, um auf diese Weise sowohl den Trapezmuskel als auch die paraspinale Muskulatur (die Muskeln, die unmittelbar neben den Dornfortsätzen liegen) zu bearbeiten. Das können Sie auch auf einer zweiten, weiter von der Wirbelsäule entfernten Linie wiederholen – insbesondere, wenn Sie einen breiten Rücken oder empfindliche Stellen im weiter außen liegenden Bereich haben. *Diese Übung sollten Sie unter keinen Umständen direkt auf der Wirbelsäule durchführen, weil Sie sich dadurch verletzen können!* Ich empfehle, nur einen Ball auf einmal zu verwenden und nicht etwa zwei Bälle gleichzeitig auf beiden Seiten. Wenn Sie diese Technik liegend anwenden und nicht stehend gegen eine Wand gelehnt, bleiben die Muskeln so passiv wie möglich, da Sie sie nicht einsetzen müssen, um sich aufrecht zu halten, während Sie Druck ausüben.

10. Trapezmuskel · 97

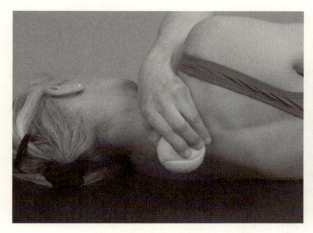

Abbildung 10.7

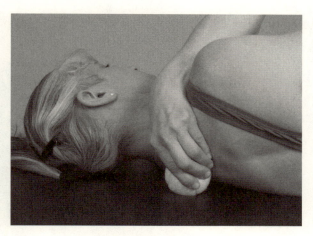

Abbildung 10.8

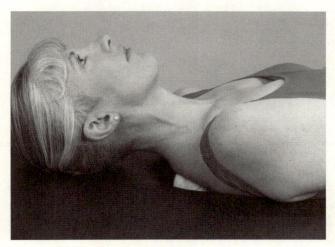

Abbildung 10.9

Die schattierten Streifen in der folgenden Abbildung (s. Abb. 10.10) markieren die Bereiche, die Sie bearbeiten wollen.

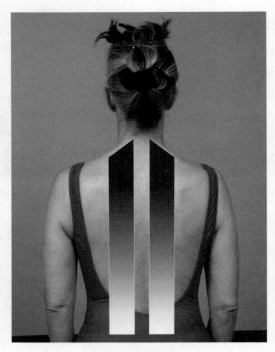

Abbildung 10.10

Wenn Sie am Arbeitsplatz sind oder sich aus anderen Gründen nicht auf den Boden legen können, empfehle ich die Verwendung eines Backnobbers. Bitte beachten Sie, dass Sie mit beiden Händen den Backnobber vom Körper wegziehen in die Richtung, in die Ihre Finger zeigen, anstatt ihn gegen den Oberkörper zu drücken, um per Hebelwirkung Druck auf den Rücken auszuüben.

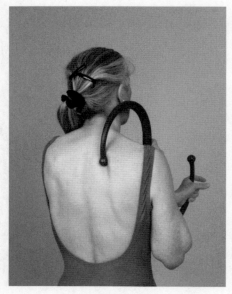

Abbildung 10.11

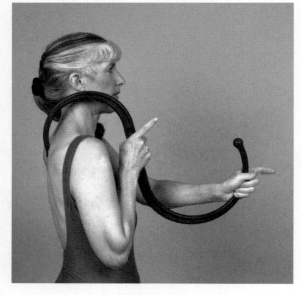

Abbildung 10.12

Trapezmuskel-Kneifgriff

Legen Sie Ellenbogen und Unterarm auf eine Fläche, die hoch genug ist, um das Gewicht Ihres Armes zu stützen. Reichen Sie mit der anderen Hand quer über den Oberkörper und kneifen Sie den oberen Teil des Trapezmuskels (den Pars descendens). Achten Sie darauf, nur das Muskelgewebe zu greifen, und unterlassen Sie es, den Daumen in die Vertiefung direkt über dem Schlüsselbein zu drücken, da Sie sonst empfindliche Nerven und Blutgefäße verletzen könnten. Vielleicht müssen Sie den Kopf ein wenig auf die Seite neigen, die Sie bearbeiten, damit der Muskel so entspannt bleibt, dass Sie ihn kneifen können.

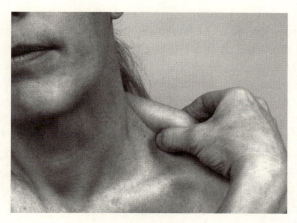

Abbildung 10.13

Druck auf den Obergrätenmuskel

Druck auf den Obergrätenmuskel (*M. supraspinatus*) ist hilfreich bei der Behandlung des *Pars descendens*. Stellen Sie sich in einen Türrahmen und drücken Sie etwa in Hüfthöhe einen Tennisball gegen die Spalte zwischen den Türangeln, wobei Sie den Ball mit der Hand halten, die der Körperseite, die Sie bearbeiten, gegenüberliegt. Beugen Sie sich ungefähr im rechten Winkel nach vorn und lassen Sie den Kopf völlig frei hängen. Während der Ball gegen das Schulterdach drückt, lehnen Sie sich so stark dagegen, dass Sie den gewünschten Druck erzeugen. Während Sie nach wie vor mit der gegenüberliegenden Hand den Ball festhalten und den Kopf völlig entspannt hängen lassen, bearbeiten Sie eine Reihe von Punkten entlang des Schulterdachs.

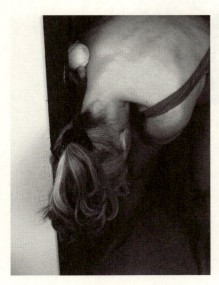

Abbildung 10.14

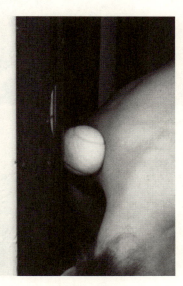

Abbildung 10.15

Druck auf den Nacken

Siehe Kapitel 11, „Nackenmuskulatur", das im Einzelnen auf diese Selbstbehandlung eingeht. Behandeln Sie Ihre Nackenmuskulatur mithilfe eines Golfballs.

Stretching-Übungen

Trapezmuskel-Stretching

Dieses Stretching kommt dem mittleren und unteren Teil des Trapezmuskels (*Pars transversa* und *Pars ascendens*) zugute. Legen Sie sich mit den Armen an den Seiten auf den Rücken (Abb. 10.16), dann heben Sie die Arme entsprechend der in den folgenden Fotos (s. Abb. 10.16–10.20) gezeigten Bewegungsfolge: Heben Sie die Arme so, dass die Oberarme senkrecht zu stehen kommen und die Unterarme waagerecht sind, rechtwinklig im Ellbogen gebeugt (Abb. 10.17). Dann, während Sie nach wie vor die Ellbogen im rechten Winkel halten, senken Sie die Hände, bis sie über dem Kopf den Boden berühren (Abb. 10.18). Als Nächstes strecken Sie die Arme gerade über den Kopf aus, mit den Handflächen nach oben (Abb. 10.19). Dann bewegen Sie die Oberarme nach unten, bis sie senkrecht zum Körper stehen, die Ellbogen wieder ungefähr rechtwinklig gebeugt sind und die Unterarme parallel zum Körper liegen (Abb. 10.20). Zuletzt bewegen Sie die Arme nach unten an die Seiten und atmen Sie zweimal tief durch. Wiederholen Sie die Übung drei- bis fünfmal.

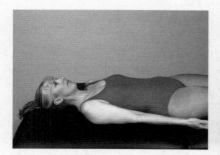
Abbildung 10.16

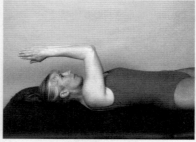
Abbildung 10.17

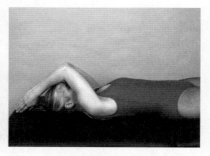
Abbildung 10.18

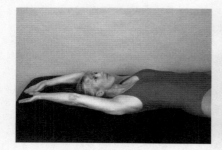
Abbildung 10.19

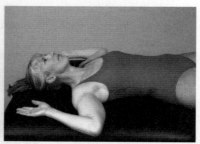
Abbildung 10.20

Nacken-Stretching

Siehe Kapitel 11, „Nackenmuskulatur", das diese Stretching-Übung detailliert beschreibt.

Brustmuskel-Stretching

Dieses Brustmuskel-Stretching (*M. pectoralis*) kommt dem Trapezmuskel zugute. Stellen Sie sich mit einem Arm rechtwinklig im Ellenbogen gebeugt in einen Türrahmen (s. Abb. 10.21). Heben Sie den Unterarm und stützen Sie ihn gegen den Türrahmen, einschließlich Ellbogen. Setzen Sie den Fuß auf der gleichen Seite etwa einen Schritt nach vorn und drehen Sie dann vorsichtig den Körper von der Seite weg, die Sie dehnen wollen (s. Abb. 10.22).

Heben Sie den Unterarm so weit hoch, dass der Oberarm einen Winkel von etwa 45 Grad mit dem Türrahmen bildet, und dehnen Sie den Brustmuskel.

Senken Sie den Unterarm bis unterhalb der ersten Position und dehnen Sie (s. Abb. 10.23). In jeder Position dehnen Sie einen anderen Teil des Brustmuskels.

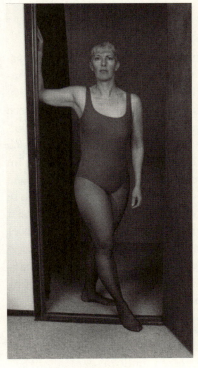
Abbildung 10.21

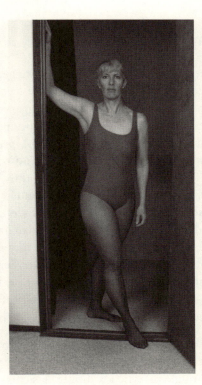
Abbildung 10.22

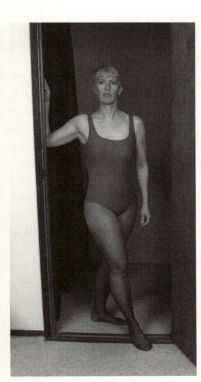
Abbildung 10.23

Weitere Übungen

Seilspringen. Hüpfen Sie beim Seilspringen allmählich nach vorn.

Richtige Körperhaltung. Über die richtige Körperhaltung können Sie sich informieren, indem Sie in Kapitel 5, „Körperhaltung und Bewegungsabläufe", den Abschnitt „Vorgebeugte Haltung" nachlesen.

Siehe auch

- Kapitel 11, „Nackenmuskulatur" (Satelliten-Triggerpunkte)
- Kapitel 12, „Kopfwendermuskel"
- Kapitel 13, „Schläfenmuskel" (Satelliten-Triggerpunkte)
- Kapitel 14, „Gesichts- und Kopfschwartenmuskulatur" (Okzipitalmuskel, Satelliten-Triggerpunkte)
- Kapitel 15, „Kaumuskel" (Satelliten-Triggerpunkte)

10.5 Schlussbemerkungen

Triggerpunkte im Obergrätenmuskel (*M. supraspinatus*) können Triggerpunkte im Trapezmuskel (*M. trapezius*) aktiv halten. Triggerpunkte im Schulterblattheber (*M. levator scapulae*), Untergrätenmuskel (*M. infraspinatus*) und in den Rautenmuskeln (*M. rhomboidei*) können Triggerpunkte im Trapezmuskel aktiv halten und darüber hinaus Ausstrahlungsmuster zeigen, die den vom Trapezmuskel ausgestrahlten Schmerzfeldern ähneln. Triggerpunkte im großen und im kleinen Brustmuskel (*M. pectoralis major* und *M. pectoralis minor*) können dazu führen, dass diese Muskeln sich verspannen und so den mittleren und oberen Bereich des Rückens belasten, wodurch die Trapezmuskel-Triggerpunkte aktiv gehalten werden. Triggerpunkte im hinteren oberen Sägemuskel (*M. serratus posterior superior*) zeigen ein Ausstrahlungsmuster, das dem von Trapezmuskel-Triggerpunkt 7 ausgestrahlten Schmerzfeld ähnelt. Es lohnt sich, daran zu denken, dass sich in diesen Muskeln Triggerpunkte befinden können, die aufgelöst werden müssen. Da sie nicht direkt Kopf- oder CMD-Schmerzen verursachen, wird keiner dieser Triggerpunkte in diesem Buch näher betrachtet; falls es Ihnen jedoch nicht gelingt, mithilfe der in diesem Buch dargestellten Selbsthilfetechniken Ihre Kopfschmerzen zu lindern, sollten Sie auch die möglicherweise in diesen Muskeln vorhandenen Triggerpunkte behandeln. Im Anhang „Ressourcen" sind Bücher und andere Quellen aufgeführt, die Ihnen bei der Behandlung der in diesem Buch nicht betrachteten Muskeln Hilfestellung leisten können.

Falls Sie Triggerpunkte im Trapezmuskel als Ursache Ihrer Beschwerden vermuten, aber mithilfe der in diesem Kapitel dargestellten Selbsthilfetechniken keine Linderung erreichen konnten, sollten Sie einen Arzt konsultieren, um eine Okzipitalisneuralgie (nervlich bedingte Gesichtsschmerzen) und von der Halswirbelsäule ausgehende (cervicogene) Kopfschmerzen auszuschließen. Unter Umständen sollten Sie einen Chiropraktiker oder einen Osteopathen konsultieren, um sich auf einen verschobenen Wirbel (Dorsaldislokation) untersuchen zu lassen.

11. Nackenmuskulatur

Die Muskeln in Ihrem Nacken zählen wahrscheinlich zu denen, deren Behandlung am wichtigsten ist, um die Linderung Ihrer Kopfschmerzen zu bewirken. Dort befindet sich eine ganze Reihe von Muskeln: der Riemenmuskel des Kopfes (*M. splenius capitis*), der Riemenmuskel des Halses (*M. splenius cervicis*), die Mm. multifidi cervicis (Teil der Rückenmuskulatur, der an den Gelenkfortsätzen des 4. bis 7. Halswirbels entspringt), der Halbdornmuskel des Nackens (*M. semispinalis cervicis*), der Halbdornmuskel des Kopfes (*M. semispinalis capitis*) und die Muskeln unterhalb des Hinterhaupts (Subokzipitalmuskeln, *Mm. suboccipitales*).

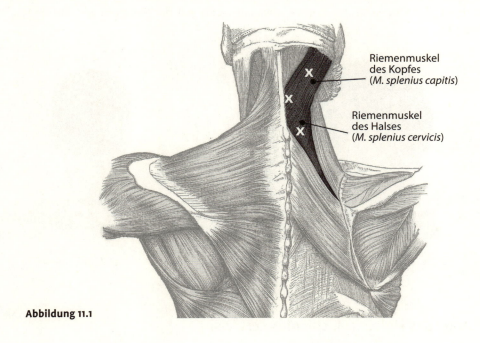

Abbildung 11.1

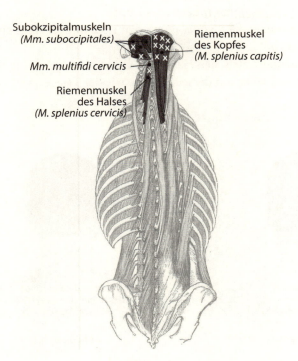

Abbildung 11.2

11.1 Häufige Symptome

Die folgenden Abbildungen (Abb. 11.3–11.11) zeigen die häufig vorkommenden Ausstrahlungsmuster, aber bitte bedenken Sie, dass Kopfschmerzen auf ein Mosaik aus mehreren Schmerzfeldern zurückgehen können, die von verschiedenen Muskeln in Hals und Mund sowie dem Bereich um Mund und Kiefer ausgestrahlt werden können. Das bedeutet, dass Sie womöglich mehrere Muskeln behandeln müssen, um Ihre Schmerzen zu lindern.

Riemenmuskel des Kopfes (M. splenius capitis)

- Schmerzen auf der Oberseite des Kopfes, aber ein wenig auf der Seite gelegen, auf der sich der Triggerpunkt befindet

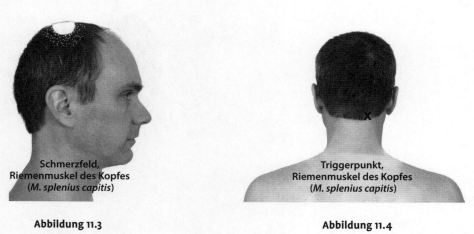

Abbildung 11.3   Abbildung 11.4

Riemenmuskel des Halses (M. splenius cervicis)

- diffuse Schmerzen im gesamten Inneren des Kopfes
- hinter einem Auge konzentrierte oder durch den Kopf hinters Auge einschießende Schmerzen
- Schmerz am Hinterkopf
- Schmerzen am Übergang zwischen Hals und Schulterdach sowie im Nacken nach oben
- verschwommenes Nahsehen auf derselben Seite wie der Triggerpunkt
- steifer Hals
- eingeschränktes Bewegungsausmaß

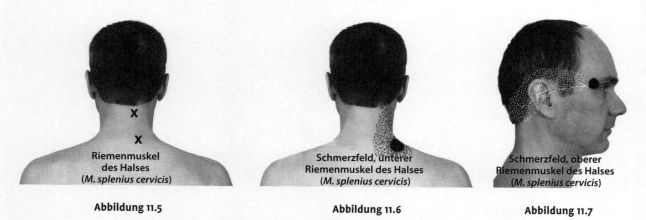

Abbildung 11.5   Abbildung 11.6   Abbildung 11.7

Die Musculi multifidi cervicis, Halbdornmuskel des Nackens (M. semispinalis cervicis) und Halbdornmuskel des Kopfes (M. semispinalis capitis)

- Sie haben Schmerzen am Hinterkopf und Nacken und sind dort überempfindlich.
- Der Druck eines Kissens, auf das Sie den Kopf legen, ist sehr schmerzhaft.
- Das Bewegungsausmaß ist in allen Richtungen eingeschränkt und nur unter Schmerzen zu erreichen, wobei der Schmerz stärker wird, wenn Sie den Kopf vorbeugen.
- Wenn der große Hinterhauptnerv (*Nervus occipitalis major*) eingeklemmt wird, können auch Symptome wie Taubheit, Prickeln und brennender Schmerz am Hinterkopf auftreten.
- Bitte beachten Sie, dass der Triggerpunkt im Halbdornmuskel des Nackens (*M. semispinalis cervicis*) an derselben Stelle liegt wie jener im Halbdornmuskel des Kopfes (*M. semispinalis capitis*), aber der letztere liegt dichter an der Oberfläche, der erstere tiefer.

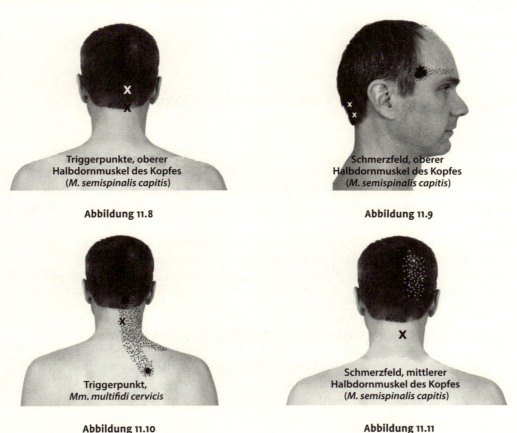

Abbildung 11.8 — Triggerpunkte, oberer Halbdornmuskel des Kopfes (*M. semispinalis capitis*)

Abbildung 11.9 — Schmerzfeld, oberer Halbdornmuskel des Kopfes (*M. semispinalis capitis*)

Abbildung 11.10 — Triggerpunkt, Mm. multifidi cervicis

Abbildung 11.11 — Schmerzfeld, mittlerer Halbdornmuskel des Kopfes (*M. semispinalis capitis*)

Subokzipitalmuskeln (Mm. suboccipitales)

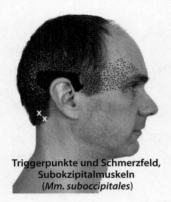

Triggerpunkte und Schmerzfeld,
Subokzipitalmuskeln
(*Mm. suboccipitales*)

Abbildung 11.12

- Sie fühlen ausgestrahlte Schmerzen im Kopf, haben aber Schwierigkeiten, einen spezifischen Bereich anzugeben.
- Die Schmerzen scheinen vage vom Hinterkopf auszugehen und über Ohren und Schläfen bis zur Stirn und den Augen auszustrahlen.
- Der durch das Liegen auf einem Kissen entstehende Druck ist sehr schmerzhaft.
- Direkt unterhalb der Schädelbasis spüren Sie Schmerzen, die sich wie ein Muskelkater anfühlen.

11.2 Mögliche Ursachen und chronifizierende Faktoren

Haltungsbedingte Faktoren

- vorgebeugte Haltung
- unnatürliche Haltung des Halses, wie zum Beispiel beim Beobachten von Vögeln, beim Musizieren mit bestimmten Instrumenten, oder langes nach oben Schauen oder Einschlafen auf dem Sofa mit dem Kopf auf den Arm gestützt
- Sitzen am Schreibtisch in schlechter Haltung ohne Lendenwirbelstütze und die zu bearbeitenden Papiere so platziert, dass Sie den Kopf neigen oder drehen müssen, um sie lesen zu können
- Stützen auf die Ellenbogen, während Sie bäuchlings auf dem Boden liegen – zum Beispiel, um fernzusehen

Unvorteilhaft konstruierte Möbel oder schlecht sitzende Kleidung

- Tragen zu enger Kleidungsstücke, zum Beispiel Badekappe, Mantel, Hemd oder Krawatte
- Verwenden einer Brille mit zu kurzer Brennweite

Medizinische und strukturelle Faktoren

- Vorstrecken des Halses, um eine zu starke Auswärtskrümmung der Wirbelsäule im mittleren Rückenbereich (Kyphose, sogenannter „Buckel") zu kompensieren; dieses Problem kann durch Verspannung der großen Brustmuskeln (*M. pectoralis major*) verschlimmert werden
- Erleiden eines Schleudertraumas, das besonders schädlich sein kann, wenn Ihr Kopf zum Zeitpunkt des Unfalls gedreht war
- Sturz auf den Kopf
- verschobener Wirbel (Dorsaldislokation), wodurch Nerven eingeklemmt werden
- wenn Sie einen besonders langen Hals haben
- wenn Sie sich einer Laminektomie (einer bestimmten Art von Operation an der Wirbelsäule) unterziehen
- wenn Sie unter Veränderungen der Fazettengelenke im Bereich der Halswirbelsäule leiden, die besonders den Halbdornmuskel des Kopfes in Mitleidenschaft ziehen

Aktivitäten

- Kopfsprung ins Wasser
- Ziehen an einem Tau oder Anheben schwerer Gewichte, besonders bei gedrehtem oder vorgestrecktem Kopf

Sonstiges

- Wenn der Muskel im erschöpften Zustand kalter Zugluft ausgesetzt wird, zum Beispiel durch eine Klimaanlage
- Depressionen

11.3 Nützliche Hinweise

Lesen Sie bitte noch einmal Kapitel 5, „Körperhaltung und Bewegungsabläufe", nach und konzentrieren Sie sich dabei besonders auf die Abschnitte „Belastungen im Alltag" und „Vorgebeugte Haltung". Die Selbsthilfe-Empfehlungen in diesen Abschnitten sind gute Übungen gegen die Triggerpunkte in Ihrem Nacken. Vermeiden Sie aber solche Übungen, bei denen Sie den Kopf kreisen lassen sollen.

Vermeiden Sie kalten Luftzug und halten Sie Ihren Hals warm, indem Sie einen Schal, Rollkragenpullover oder Halswärmer tragen; vielleicht sollten Sie sogar etwas Warmes um den Hals tragen, während Sie schlafen.

Falls Sie unter Depressionen leiden, kann es sein, dass Sie Ihre Schultern und den Kopf hängen lassen. Versuchen Sie die Ursachen Ihrer Depressionen herauszufinden und zu therapieren, etwa mit einer Psychotherapie, mit Akupunktur, homöopathischen Mitteln und/oder Heilkräutern. Bitte lesen Sie in Kapitel 7, „Weitere chronifizierende Faktoren", den Abschnitt „Emotionale Faktoren" nach, der weitergehende Informationen zu diesem Thema enthält.

11.4 Selbsthilfetechniken

Anwendung von Druck

Ich finde es am effektivsten, zuerst die Trapezmuskeln (*M. trapezius*) zu behandeln und dann die Nackenmuskulatur. Bitte lesen Sie sich noch einmal Kapitel 10, „Trapezmuskel", durch und machen Sie zumindest die dort beschriebenen Übungen „Druck auf den Trapezmuskel und die paraspinale Muskulatur", bevor Sie anfangen, Ihre Nackenmuskulatur zu behandeln.

Druck auf die Nackenmuskulatur

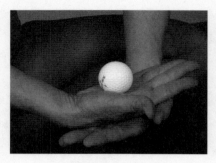

Abbildung 11.13

Um Ihren Nacken zu behandeln, benutzen Sie einen Golfball und legen Sie sich mit den Händen hinter dem Nacken rücklings auf den Boden. Dabei sollte eine Handfläche flach über der anderen liegen und der Golfball in der Mitte der oberen Hand (s. Abb. 11.13) – *nicht an den Fingeransätzen*. Halten Sie den Kopf während der gesamten Selbstbehandlung entspannt.

Um Druck auszuüben, drehen Sie den Kopf in Richtung Ball. Achten Sie darauf, die Muskeln auf der Seite der Wirbelsäule zu bearbeiten; *Sie dürfen den Ball nicht direkt gegen die Wirbelsäule drücken, da Sie sich dadurch verletzen könnten!* Um den Ball zu bewegen, drehen Sie den Kopf ein wenig fort von der Seite, die Sie bearbeiten, bewegen Sie den Ball ein kleines Stück und drehen Sie dann den Kopf wieder zurück auf die Seite, die Sie bearbeiten. Wenn Sie mehr Druck erzeugen wollen, drehen Sie den Kopf noch weiter; wenn Sie weniger wollen, drehen Sie den Kopf nicht so weit. *Sie sollten den Kopf nicht heben, um den Ball zu bewegen;* dadurch würden Sie die Muskeln zusätzlich belasten. Bewegen Sie den Ball, indem Sie den Kopf von ihm wegdrehen (s. Abb. 11.14-11.16).

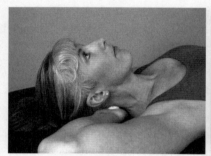
Abbildung 11.14

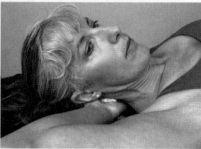
Abbildung 11.15

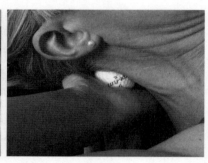
Abbildung 11.16

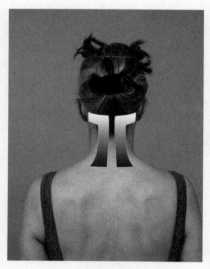

Abbildung 11.17

Die Schattierung in der Abbildung 11.17 zeigt den Bereich, den Sie bearbeiten wollen. Sie können sich an der Schädelbasis und am Nacken hinunter voranarbeiten. Versuchen Sie, den ganzen Nacken bis hinunter zum Ansatz, wo er auf das Schulterdach stößt, zu bearbeiten; so behandeln Sie den Riemenmuskel des Halses (*M. splenius cervicis*) in seiner ganzen Länge.

Stretching-Übungen

Nacken-Stretching

Dieses Stretching können Sie unter der heißen Dusche und nach Möglichkeit auf einem Hocker sitzend durchführen. Verschränken Sie die Finger hinter dem Kopf und ziehen Sie den Kopf sanft nach vorn (Abb. 11.18). Richten Sie den Kopf wieder auf. Drehen Sie den Kopf 45 Grad zur Seite und ziehen Sie ihn sanft in diese Richtung (Abb. 11.19). Richten Sie den Kopf wieder auf. Legen Sie eine Hand oben auf den Kopf und ziehen Sie ihn sanft auf diese Seite (Abb. 11.20). Wiederholen Sie die gesamte Sequenz auf der anderen Seite.

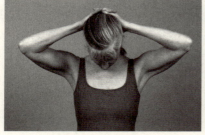
Abbildung 11.18

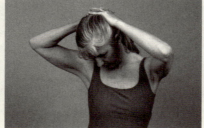
Abbildung 11.19

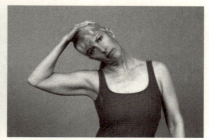
Abbildung 11.20

Nacken-Stretching mit seitlicher Beugung

Legen Sie sich auf den Rücken. Stecken Sie die linke Hand mit der Handfläche nach unten unter die Gesäßbacken und legen Sie die rechte Hand oben auf den Kopf (Abb. 11.21). Richten Sie den Blick gerade nach oben und ziehen Sie den Kopf sanft in Richtung rechte Schulter (Abb. 11.22).

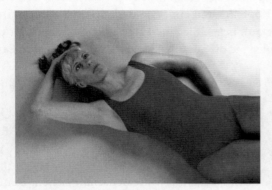
Abbildung 11.21

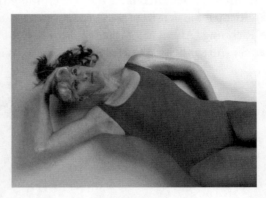
Abbildung 11.22

Als Nächstes drehen Sie den Kopf um 45 Grad nach rechts und ziehen ihn sanft nach unten, in Richtung rechte Schulter (Abb. 11.23).

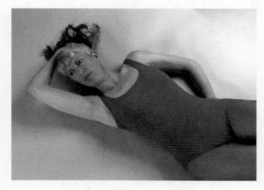
Abbildung 11.23

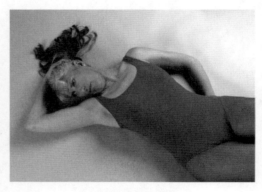
Abbildung 11.24

Und schließlich drehen Sie den Kopf um 45 Grad nach links und ziehen ihn wieder sanft in Richtung *rechte* Schulter (Abb. 11.25 und 11.26). Wechseln Sie die Hände und wiederholen Sie die gleichen Dehnübungen auf der anderen Seite, indem Sie den Kopf sanft nach unten in Richtung linke Schulter ziehen.

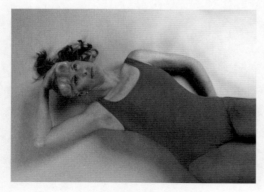
Abbildung 11.25

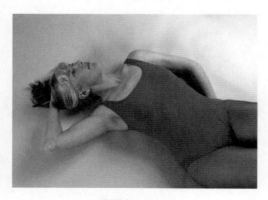
Abbildung 11.26

Siehe auch

- Kapitel 10, „Trapezmuskel"
- Kapitel 12, „Kopfwendermuskel"
- Kapitel 18, „Zweibäuchiger Kiefermuskel" (hinterer Bauch)

11.5 Schlussbemerkungen

Triggerpunkte im Schulterblattheber (*M. levator scapulae*), im Untergrätenmuskel (*M. infraspinatus*) und in gewissen paraspinalen Muskeln (*Mm. paraspinalis,* neben den Dornfortsätzen liegende Muskeln) können Triggerpunkte im Nacken aktiv halten; außerdem haben sie Ausstrahlungsmuster, die jenen der Nackenmuskulatur ähneln. Triggerpunkte in den großen Brustmuskeln (*Mm. pectoralis major*) können zu deren Verspannung führen und den mittleren und oberen Rücken belasten; dadurch werden Triggerpunkte im Trapezmuskel (*M. trapezius*) aktiv gehalten, die dann auch den Nacken in Mitleidenschaft ziehen. Denken Sie daran, dass sich in diesen Muskeln Triggerpunkte befinden können, die aufgelöst werden müssen. Da sie nicht direkt Kopf- oder CMD-Schmerzen verursachen, wird keiner dieser Triggerpunkte in diesem Buch näher betrachtet; falls es Ihnen jedoch nicht gelingt, mithilfe der in diesem Buch dargestellten Selbsthilfetechniken Ihre Kopfschmerzen innerhalb von sechs bis acht Wochen zu lindern, sollten Sie auch die möglicherweise in diesen Muskeln vorhandenen Triggerpunkte behandeln. Im Anhang „Ressourcen" sind Bücher und andere Quellen aufgeführt, die Ihnen bei der Behandlung der in diesem Buch nicht betrachteten Muskeln Hilfestellung leisten können.

Falls Sie Triggerpunkte in Ihrer Nackenmuskulatur als Ursache Ihrer Beschwerden vermuten, aber mithilfe der in diesem Kapitel dargestellten Selbsthilfetechniken keine Linderung erreichen konnten, sollten Sie einen Arzt konsultieren, um verschiedene Formen von Arthritis (Gelenkentzündung), einen Bandscheibenvorfall und eine Stenose (Verengung eines Hohlorgans oder Gefäßes) auszuschließen. Oder Sie haben einen verschobenen Wirbel (Dorsaldislokation); ein solches Problem kann ein Chiropraktiker oder ein Osteopath diagnostizieren und behandeln.

12. Kopfwendermuskel

Der Kopfwendermuskel (*M. sternocleidomastoideus*) hat zwei Köpfe, einen zur Körpermitte liegenden (*Caput mediale*) und einen zur Seite liegenden Kopf (*Caput laterale*). Jeder Kopf hat andere Ausstrahlungsmuster und auch ihre typischen Symptome unterscheiden sich. Triggerpunkte im Kopfwender sind eine häufig vorkommende Ursache von Kopfschmerzen.

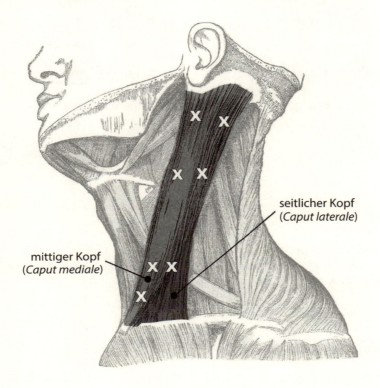

Abbildung 12.1

12.1 Häufige Symptome

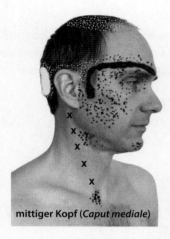

mittiger Kopf (*Caput mediale*)

Abbildung 12.2

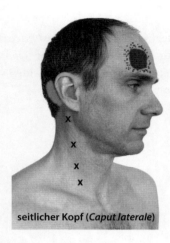

seitlicher Kopf (*Caput laterale*)

Abbildung 12.3

Beide Muskelköpfe

- Spannungskopfschmerz
- trockener Reizhusten
- Die Muskeln können druckempfindlich sein.
- Wenn bestimmte Hirnnerven (N. cranialis) durch den Kopfwender eingeklemmt werden, kann das zu einer teilweisen Lähmung des Trapezmuskels auf derselben Seite führen.

Nur mittiger Kopf (Caput mediale)

- auf Ober- und Hinterseite des Kopfes, Wange und in den Bereich oberhalb oder hinter dem Auge der betroffenen Seite ausgestrahlter Schmerz
- verstopfte Nase auf der betroffenen Seite
- in das betroffene Auge und Nasennebenhöhlen ausgestrahlte Symptome
- Schmerzen in Wange und Backenzähnen auf der betroffenen Seite
- chronische Halsschmerzen (in Form ausgestrahlter Schmerzen beim Schlucken, im Hals und im hinteren Bereich der Zunge, nicht aufgrund einer Entzündung)
- heftiges Tränen des betroffenen Auges
- blutunterlaufene Augen und Innenseiten der Augenlider
- Sehstörungen, darunter verschwommenes Sehen oder Trübung der wahrgenommenen Helligkeit
- ein hängendes Oberlid
- Zuckungen der Augenlider
- einseitige Taubheit, teilweiser Hörverlust oder Knackgeräusche im Ohr

Nur seitlicher Kopf (Caput laterale)

- Kopfschmerzen hinter der Stirn, manchmal nicht nur auf der betroffenen Seite, sondern hinter der ganzen Stirn
- Ohrenschmerzen (tief sitzender Schmerz)
- Schwindelgefühl und Gleichgewichtsstörungen (Desorientiertheit) oder Vertigo (Drehschwindel), insbesondere bei Positionenwechsel
- Übelkeit und Appetitlosigkeit
- Anfälligkeit für Seekrankheit und Übelkeit beim Autofahren (Kinetose)
- Streifen von Türrahmen oder anderen Objekten auf der betroffenen Seite
- beim Autofahren seitlich von der Spur abkommen
- Unfähigkeit, den Unterschied zwischen in den Händen gehaltenen Gewichten einzuschätzen
- Schwitzen, Erblassen und Kältegefühl auf der Stirn

12.2 Mögliche Ursachen und chronifizierende Faktoren

Haltungsbedingte Faktoren

- vorgebeugte Haltung
- ständiges Neigen des Kopfes, um störende Spiegelungen auf Brille oder Kontaktlinsen zu vermeiden oder besser zu hören
- anhaltendes Nachobenschauen, etwa beim Arbeiten über Kopf, wenn man zum Beispiel eine Zimmerdecke anstreicht
- anhaltendes Neigen des Kopfes nach hinten oder zur Seite
- Lesen im Bett, wobei das Licht von einer Seite kommt, da man dann wahrscheinlich den Kopf zur Seite dreht, um besser sehen zu können

Unvorteilhaft konstruierte Möbel oder schlecht sitzende Kleidung

- Verwenden eines Kopfkissens, das zu hoch ist
- zu enge Krawatte oder zu enger Hemdkragen (ein Finger sollte bequem noch in den Kragen passen, selbst bei gedrehtem Kopf)

Medizinische und strukturelle Faktoren

- chronischer Husten
- falsche Atmung
- Erleiden eines Schleudertraumas (durch einen Verkehrsunfall, einen Sturz auf den Kopf oder eine plötzliche, ruckartige Kopfbewegung)
- eine chronische Entzündung, zum Beispiel eine Nasennebenhöhlenentzündung, ein Dentalabszess (Zahnvereiterung) oder Lippen- bzw. Gesichtsherpes
- eine akute Entzündung wie etwa eine Erkältung oder Grippe, durch die latente Triggerpunkte aktiviert werden können
- ein verspannter großer Brustmuskel (*M. pectoralis major*), der das Schlüsselbein nach unten und vorne zieht

- eine schwere, die Bewegungsfreiheit des Oberkörpers einschränkende Missbildung oder Verletzung, die man durch die Haltung des Halses überkompensieren muss, um das Gleichgewicht halten zu können
- ein Bein, das kürzer ist als das andere
- Sitzknochen, die nicht in einer Ebene liegen, weil eine Seite kleiner ist
- eine schwere Skoliose (ein seitlich verkrümmtes und/oder verdrehtes Rückgrat)
- Austreten von Zerebrospinalflüssigkeit (Hirn-Rückenmark-Flüssigkeit) nach einer Lumbalpunktion (Punktion des Lendenwirbelkanals), wodurch Triggerpunkte im Kopfwendermuskel aktiviert und aufgrund dessen chronische Kopfschmerzen verursacht werden können, die wochen- oder gar jahrelang anhalten können

Aktivitäten

- Reiten und Umgang mit Pferden
- Schwimmen (den Kopf zur Seite drehen, um Luft zu holen)
- Alkoholkonsum (durch einen Kater bedingte Kopfschmerzen, die entstehen, weil der Alkohol Triggerpunkte im Kopfwendermuskel aktiviert)

12.3 Nützliche Hinweise

Körperhaltung

Lesen Sie bitte noch einmal Kapitel 5, „Körperhaltung und Bewegungsabläufe", nach und konzentrieren Sie sich dabei vor allem auf die Abschnitte „Belastungen im Alltag" und „Vorgebeugte Haltung". Die Selbsthilfe-Empfehlungen in diesen Abschnitten sind gut gegen die Triggerpunkte in Ihrem Nacken.

Wenn Sie liegen, stützen Sie sich nicht mit dem Kopf ab, um aufzustehen; drehen Sie sich zuerst auf die Seite oder den Bauch und stützen Sie sich dann mit den Armen ab, um hochzukommen. Wenn Sie sich nachts umdrehen, sollten Sie den Kopf auf dem Kissen drehen, statt ihn hochzuheben. Wenn Sie schlafen, versuchen Sie, den Kopf in die gleiche Richtung wie den Rumpf zu halten, nicht zur Seite gedreht. Benutzen Sie keines der altmodischeren Kopfkissen aus großporigem Schaumstoff, da Ihr Kopf auf dieser Art von Schaumstoff nicht richtig gestützt wird. Dagegen sind die moderneren Kissen aus *Memory Foam*, einem viskoelastischen Material mit dichteren Zellen, eine gute Option. Wenn Sie auf der Seite liegen, sollte Ihr Kissen den Kopf in der Höhe stützen, dass Ihre Wirbelsäule gerade bleibt und Sie bequem liegen.

Im Bett zu lesen ist keine gute Angewohnheit – aber wenn Sie nicht darauf verzichten wollen, sollten Sie zumindest darauf achten, dass die Leselampe direkt über Ihrem Kopf angebracht ist, entweder am Kopfende des Betts oder an der Wand bzw. Decke. Auch hierbei sollten Sie den Kopf in die gleiche Richtung wie den Rumpf halten, nicht zur Seite gedreht. Ein bequemer Lesesessel neben dem Bett mit einer passenden Leselampe ist noch besser.

Meiden Sie Kopfstützen, die den Kopf nach vorn drücken. Eine Lendenwirbelstütze kann nützlich sein, um zu einer normalen Lenden- und Nackenkrümmung zurückzufinden. Besorgen Sie sich für Ihr Telefon ein Headset oder einen Lautsprecher. Wenn Sie am Computer schreiben, sollte sich die Textvorlage so dicht wie möglich neben dem Bildschirm befinden, damit Sie nicht für längere Zeit den Kopf zur Seite drehen müssen. Orthopädische Einlagen in Ihren Schuhen können möglicherweise Ihre Haltung beim Stehen verbessern. Tun Sie alles, was notwendig ist, um ihr Sehvermögen zu verbessern oder visuellen Stress zu reduzieren, da Sie womöglich ständig den Kopf vorbeugen, um besser lesen und sehen zu können.

Medizinische und strukturelle Faktoren

Wenn Sie von einer körperlichen Asymmetrie betroffen sind, zum Beispiel einer kleineren Beckenhälfte (Teil des Beckens, auf dem Sie sitzen), einem kürzeren Bein oder kurzen Oberarmen, sollten Sie einen Spezialisten konsultieren, um sich kompensierende Stützen oder Polster verschreiben zu lassen. Chiropraktische Anpassungen, Akupunktur und Massagen können helfen, eine Skoliose (seitliche Rückgratverkrümmung) zu mildern.

Chronische Infektionen müssen ausgeheilt oder so gut wie möglich unter Kontrolle sein. Wahrscheinlich werden Sie nach einer Erkrankung – zum Beispiel einer Erkältung, Grippe oder einem Herpesausbruch – an Ihrer Kopfwendermuskulatur arbeiten müssen. Ein chronischer, durch Asthma oder Emphyseme verursachter Husten sowie falsche Atmung können Triggerpunkte verschlimmern.

Aktivitäten

Wenn Sie schwimmen, sollten Sie möglichst nicht kraulen – und auch jede andere Schwimmlage meiden, in der Sie den Kopf auf eine Seite drehen müssen, um Luft zu holen. Und: *Machen Sie keine Übungen, bei denen Sie den Kopf kreisen lassen sollen!* Vor allem sollten Sie den Kopf nicht nach hinten kippen oder drehen. Vermeiden Sie außerdem jede Überkopf-Arbeit, die es notwendig machen würde, den Kopf nach hinten zu legen. Wenn Sie das Brustmuskel-Stretching (*M. pectoralis*) aus Kapitel 10, „Trapezmuskel", machen, achten Sie darauf, den Kopf bei der gesamten Übung gerade über den Schultern zu halten und gerade nach vorn zu sehen (mit der Nasenspitze in einer Linie über dem Brustbein).

12.4 Selbsthilfetechniken

Anwendung von Druck

Druck auf den Kopfwendermuskel

Am besten führt man diese Selbstbehandlung im Liegen durch, aber sie funktioniert auch im Sitzen, was am Arbeitsplatz ganz praktisch sein kann. Kippen Sie den Kopf ein kleines bisschen zu der Seite, auf der Sie arbeiten, das Ohr befindet sich somit näher an der Schulter, und dann drehen Sie den Kopf ein bisschen *weg* von dieser Seite. Wenn Sie die Finger auf die in den Fotos gezeigten Stellen legen, werden Sie merken, wann Ihr Kopf richtig positioniert ist, weil dann die Finger näher aneinanderliegen statt weiter auseinander (s. Abb. 12.4 und 12.5).

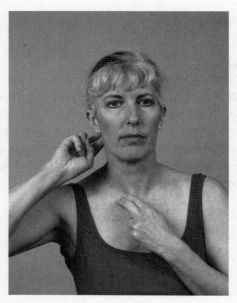

Abbildung 12.4

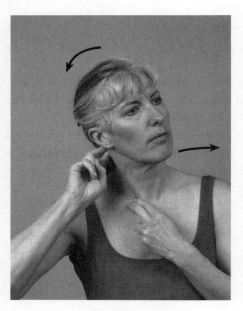

Abbildung 12.5

Um die untere Hälfte des Muskels zu bearbeiten, greifen Sie *beide Teile* des Muskels mit der Hand derselben Seite (greifen Sie zum Beispiel den rechten Kopfwendermuskel mit der rechten Hand), aber *drücken Sie die Finger nicht zu tief in den Nacken, da Sie so empfindliche Nerven und Blutgefäße verletzen könnten!* Kneifen und ziehen Sie zur gleichen Zeit und halten Sie jede empfindliche Stelle zwischen acht Sekunden und einer Minute fest (Abb. 12.6).

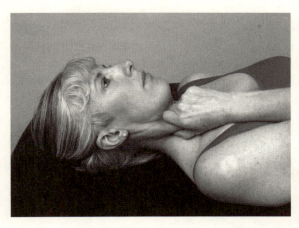

Abbildung 12.6

Um die obere Hälfte des Muskels zu bearbeiten, vertauschen Sie die Hände (benutzen Sie zum Beispiel die linke Hand, um die obere Hälfte des rechten Kopfwenders zu greifen) und ziehen Sie den Muskel in der Mitte nach außen (Abb. 12.7). Dann arbeiten Sie sich mit derselben Hand nach oben, bis zum Muskelansatz hinter dem Ohr (Abb. 12.8). Bei den meisten Betroffenen ist dies der verspannteste Teil und derjenige, der am dringendsten bearbeitet werden muss. Wenn Ihr Kopfwender besonders verspannt ist, kann es zunächst schwierig sein, ihn zu greifen; wenn Sie ihn allerdings ein paarmal bearbeitet haben, sollte das leichter werden. Bitte denken Sie daran, dass Sie diesen Muskel möglicherweise nach einer Krankheit erneut behandeln müssen, da seine Triggerpunkte in vielen Fällen durch bestimmte Krankheiten reaktiviert werden.

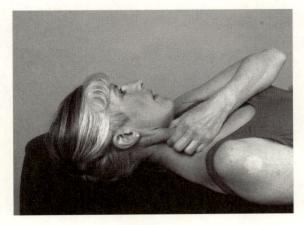

Abbildung 12.7

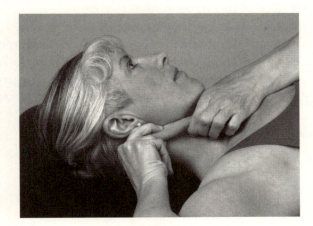

Abbildung 12.8

Stretching-Übungen

Nacken-Stretching mit seitlicher Beugung

Eine vollständige Anleitung für dieses Stretching finden Sie in Kapitel 11, „Nackenmuskulatur".

Richtiges Atmen

Legen Sie sich auf den Boden, legen Sie dann eine Hand auf den Brustkorb und die andere auf den Bauch. Wenn Sie einatmen, sollten beide Hände steigen (Abb. 12.9); wenn Sie ausatmen, sollten beide Hände wieder sinken (Abb. 12.10). Sie sollten darauf achten, wann Sie nur in den Brustkorb einatmen, und daran denken, auch in den Bauch einzuatmen.

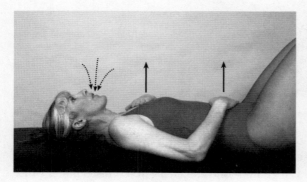

Abbildung 12.9

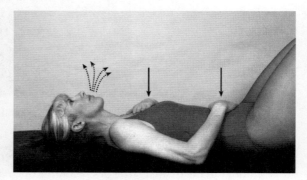

Abbildung 12.10

Siehe auch

- Kapitel 10, „Trapezmuskel"
- Kapitel 11, „Nackenmuskulatur"
- Kapitel 13, „Schläfenmuskel" (Satelliten-Triggerpunkte)
- Kapitel 14, „Gesichts- und Kopfschwartenmuskulatur" (Hautmuskel des Halses [Platysma] und durch den Kopfwendermuskel verursachte Satelliten-Triggerpunkte)
- Kapitel 15, „Kaumuskel" (Satelliten-Triggerpunkte)

12.5 Schlussbemerkungen

Triggerpunkte im Schulterblattheber (*M. levator scapulae*), großen Brustmuskel (*M. pectoralis major*), Skalenusmuskel (*M. scalenus*) und im Brustbeinmuskel (*M. sternalis*) können Triggerpunkte im Kopfwendermuskel aktiv halten. Daher sollten Sie die Möglichkeit in Betracht ziehen, dass sich in diesen Muskeln Triggerpunkte befinden, die aufgelöst werden müssen. Da diese Triggerpunkte jedoch nicht direkt Kopf- oder CMD-Schmerzen verursachen, wird in diesem Buch nicht näher auf sie eingegangen; falls es Ihnen jedoch nicht gelingt, mithilfe der in diesem Buch dargestellten Selbsthilfetechniken Ihre Kopfschmerzen innerhalb von sechs bis acht Wochen zu lindern, sollten Sie auch die Triggerpunkte in diesen Muskeln behandeln. Im Anhang „Ressourcen" sind Bücher und andere Quellen aufgeführt, die Ihnen bei der Behandlung der in diesem Buch nicht betrachteten Muskeln Hilfestellung leisten können.

Falls Sie Triggerpunkte in Ihrer Nackenmuskulatur als Ursache Ihrer Beschwerden vermuten, aber mithilfe der in diesem Kapitel dargestellten Selbsthilfetechniken keine Linderung erreichen konnten, sollten Sie einen Arzt konsultieren, um andere Ursachen ausschließen zu können, etwa eine atypische Gesichtsneuralgie, eine Trigeminusneuralgie (eine bestimmte Art von Gesichtsschmerz), durch Probleme in den Ohren verursachte Schwindelgefühle, Ménière-Krankheit (mit Schwindelerscheinungen, Erbrechen, Augapfelzittern, Innenohrschwerhörigkeit und Ohrensausen), Arthritis im Brustbein-Schlüsselbein-Gelenk (*A. sternoclavicularis*) oder Schiefhals (Tortikollis oder *Caput obstipum*; einseitiger Krampf der Nacken- und Halsmuskeln mit dadurch bedingter Schief- und Seitwärtsdrehung des Kopfes).

13. | Schläfenmuskel

Triggerpunkte in den Schläfenmuskeln (*M. temporalis*) kommen relativ häufig vor. Druckempfindliche Stellen im Schläfenmuskel können Triggerpunkte anzeigen, aber auch bei fehlender Druckempfindlichkeit können Triggerpunkte vorhanden sein und entsprechende Symptome verursachen. Versuchen Sie, die Knöchel von Zeige- und Mittelfinger ihrer nicht-dominanten Hand übereinander in den Mund zu stecken – wenn Sie nicht beide hineinbekommen können, haben Sie Triggerpunkte in Ihren Schläfen- und/oder Kaumuskeln.

Wenn Ihre Kiefer reibende oder knackende Geräusche erzeugen, leiden Sie vielleicht unter einer Abnutzung der Gelenkscheiben, durch Totalverlust der Gelenkscheibe könnte Knochen auf Knochen reiben oder Sie sind eventuell von einer Arthritis (Gelenkentzündung) betroffen. Solche Beschwerden können durch unbehandelte Langzeit-Triggerpunkte verursacht werden. Darum ist es wichtig, Triggerpunkte zu deaktivieren, bevor sie zu bleibenden Schäden führen. Eventuell sollten Sie einen Facharzt konsultieren, der auf die Diagnose von CMD-Beschwerden spezialisiert ist. Stellen Sie sicher, dass Sie Triggerpunkte im Bereich Ihrer Mund- und Schläfenmuskulatur deaktivieren, bevor Sie sich einer zahnärztlichen Intervention unterziehen, da sich Ihr Biss durch die Behandlung von Triggerpunkten verändern kann. (Kapitel 4, Abschnitt „Selbsthilfe bei CMD", geht ausführlich auf diese Problematik ein.)

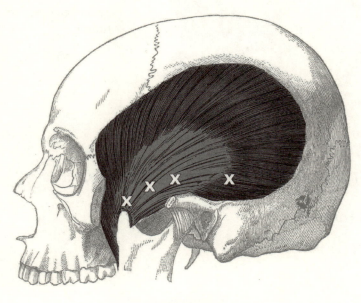

Abbildung 13.1

13.1 Häufige Symptome

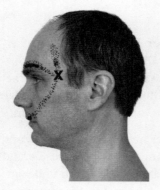

Abbildung 13.2

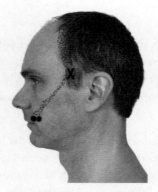

Abbildung 13.3

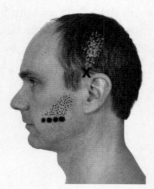

Abbildung 13.4

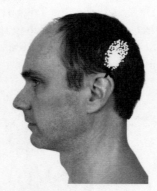

Abbildung 13.5

- Es können ausgestrahlte Schmerzen im Bereich von Schläfe und Ohr auftreten, über der Augenbraue, in der oberen Zahnreihe auf der betroffenen Seite und manchmal im Gesicht und Kiefergelenk, die sich zumeist in Form von Kopf- oder Zahnschmerzen äußern.
- Die Zähne können überempfindlich gegen Hitze oder Kälte werden oder generell schmerzen.
- Es kann sich ein Fehlbiss entwickeln.
- Obwohl Zusammenbeißen der Zähne häufig eine Ursache von Triggerpunkten im Schläfenbereich ist, kann es umgekehrt auch durch Triggerpunkte verursacht werden.
- Der Unterkiefer kann beim Öffnen und Schließen eine Zickzackbewegung vollführen.

13.2 Mögliche Ursachen und chronifizierende Faktoren

Haltungsbedingte Faktoren

- vorgebeugte Haltung

Unvorteilhaft konstruierte Möbel oder schlecht sitzende Kleidung

- Tragen einer OP-Maske, Beatmungsmaske oder einer anderen Maske, die eng am Gesicht anliegt

Medizinische und strukturelle Faktoren

- längeres Öffnen des Mundes, zum Beispiel bei einer Zahnbehandlung
- ein Schlag auf die Seite des Kopfes
- Distraktion (Streckung) des Halswirbels ohne Aufbissschiene
- eine chronische Infektion oder Entzündung – sogar nachdem die Infektion oder Entzündung ausgeheilt wurde

- körperliche chronifizierende Faktoren, zum Beispiel Folsäuremangel, Hypothyreose (Schilddrüsenunterfunktion) oder Serumspiegel von Schilddrüsenhormonen (T3 u. T4) im unteren Normalbereich

Sonstiges

- Zusammenpressen der Kiefer oder Zähneknirschen
- Kaugummikauen
- Zähne, die zu früh Kontakt haben und den Biss ablenken (dies kann nach einer zahnärztlichen Behandlung einsetzen)
- kalte Zugluft von der Seite, zum Beispiel durch ein geöffnetes Autofenster oder eine Klimaanlage
- Satelliten-Triggerpunkte, die durch Triggerpunkte im Trapezmuskel (*M. trapezius*) und/oder Kopfwendermuskel (*M. sternocleidomastoideus*) verursacht werden

13.3 Nützliche Hinweise

Im Abschnitt „Vorgebeugte Haltung" in Kapitel 5, „Körperhaltung und Bewegungsabläufe", finden Sie ausführliche Informationen über eine richtige Körperhaltung. Stellen Sie sicher, dass Sie physiologische Faktoren, die zu einer Chronifizierung Ihrer Kopfschmerzen beitragen können, ermitteln und ausschließen, etwa Nährstoffmängel oder eine Schilddrüsenunterfunktion (Hypothyreose, s. Kap. 6 u. 7). Folsäure-, Calcium- oder Magnesiummangel können eine Ursache von Zähneknirschen sein.

Eine verschobene Kiefergelenkscheibe kann ein Druckgefühl verursachen und Sie dadurch zum Zusammenbeißen der Zähne veranlassen, in dem Versuch, den Druck zu beseitigen – aber dadurch wird das Problem nur verschlimmert. Ein solches Problem sollten Sie von einem Kieferorthopäden beurteilen lassen. Verzichten Sie darauf, Kaugummi und zähe oder harte Lebensmittel zu kauen. Falls Sie eine eng sitzende Gesichtsmaske jedweder Art tragen, nehmen Sie sie regelmäßig ab und strecken Sie die Kiefermuskeln.

Eventuell vorhandene körperliche Asymmetrien sollten korrigiert werden, entweder durch eine Fersenerhöhung, orthopädische Einlagen, Massagetherapie oder chiropraktische Behandlungen, da solche Probleme Triggerpunkte im Nacken aktivieren, die dann wiederum Satelliten-Triggerpunkte in den Muskeln im Mund und im Mundbereich erzeugen. Mundatmung muss ebenfalls durch Behebung der Ursachen – zum Beispiel eine verstopfte Nase – beendet werden.

Schützen Sie Ihren Kopf vor Zugluft, indem Sie einen Schal oder eine Mütze tragen, die auch die Seiten des Kopfes bedeckt. Mit einer Wärmepackung auf Schläfe und Wange können Sie vielleicht eine gewisse Linderung erreichen. Triggerpunkte im Trapezmuskel, in den Nackenmuskeln und im Kopfwendermuskel können Triggerpunkte im Schläfenmuskel aktiv halten; daher müssen Sie eventuell in diesen Bereichen vorhandene Triggerpunkte behandeln, um dauerhafte Linderung zu erreichen.

13.4 Selbsthilfetechniken

Anwendung von Druck

Druck auf den Schläfenmuskel

Drücken Sie mit den Fingerspitzen auf die Bereiche über Schläfe und Ohr (Abb. 13.6). Während Sie auf die empfindlichen Stellen drücken, öffnen und schließen Sie langsam den Unterkiefer (Abb. 13.7). Machen Sie mit einer anderen empfindlichen Stelle weiter und öffnen und schließen Sie wieder langsam den Unterkiefer (Abb. 13.8). Wiederholen Sie diese Übung für alle empfindlichen Stellen auf den Seiten des Kopfes.

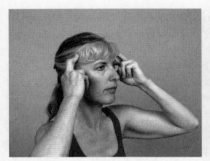 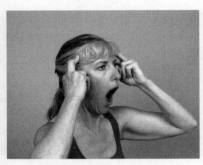 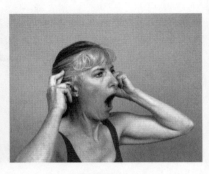

Abbildung 13.6 **Abbildung 13.7** **Abbildung 13.8**

Sehen Sie sich die anatomische Skizze (Abb. 13.1) und die Fotos mit den Schmerzfeldern an (Abb. 13.2–13.5), um sicherzustellen, dass Sie den gesamten Muskel behandeln; er bedeckt den größten Teil des seitlichen Kopfes.

Stretching-Übungen

Gähnen

Gähnen Sie ausgiebig, um den Schläfenmuskel zu strecken.

Schläfenmuskel-Stretching

Nachdem Sie die Seiten des Kopfes mit Wärmepackungen behandelt haben, legen Sie sich auf den Rücken. Haken Sie den Zeigefinger hinter die vordere untere Zahnreihe und ziehen Sie nach vorne und unten (Abb. 13.9 u. 13.10), wodurch die Muskeln, die quer über dem Kiefergelenk verlaufen, sanft gestreckt werden. Diese Übung kann man gut vor dem Einschlafen machen.

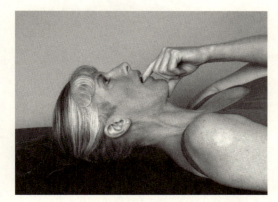
Abbildung 13.9

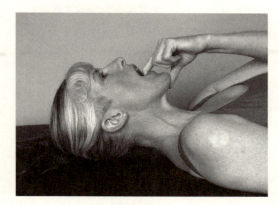
Abbildung 13.10

Wenn Ihr Unterkiefer zu einer Seite abweicht, machen Sie außerdem die folgende Übung (Abb. 13.11 u. 13.12). Wenn er nach links steht, legen Sie die Finger der rechten Hand auf die rechte Wange über der oberen Zahnreihe und die Finger der linken Hand auf die linke Seite des Unterkiefers. Drücken Sie den Unterkiefer nach rechts. Wenn der Kiefer nach rechts steht, machen Sie die entgegengesetzte Bewegung.

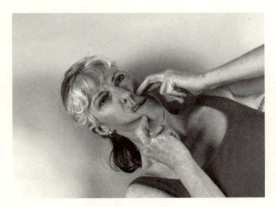
Abbildung 13.11

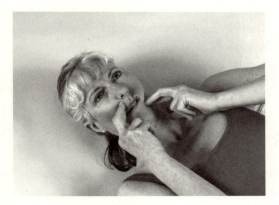
Abbildung 13.12

Weitere Übungen

Schläfenmuskel-Übung

Wenn die Triggerpunkte in Ihren Schläfenmuskeln einige Wochen deaktiviert sind, können Sie die oben beschriebenen Stretching-Übungen mit *sanftem* Widerstand durchführen, indem Sie mit dem Unterkiefer ganz leicht Widerstand leisten, während Sie ihn in die entgegengesetzte Richtung drücken (Abb. 13.13 u. 13.14).

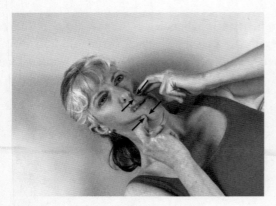
Abbildung 13.13

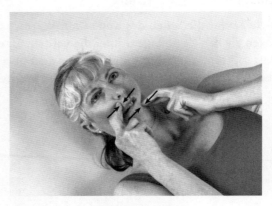
Abbildung 13.14

Zungenroller

Zungenroller fördern die Entspannung der Mundmuskulatur. Eine vollständige Anleitung für diese Übung finden Sie in Kapitel 5, „Körperhaltung und Bewegungsabläufe", Abschnitt „Über- oder Unterbeanspruchung von Muskeln".

Siehe auch

- Kapitel 10, „Trapezmuskel" (oberer Teil des Muskels)
- Kapitel 12, „Kopfwendermuskel"
- Kapitel 15, „Kaumuskel"
- Kapitel 16, „Äußerer Flügelmuskel"
- Kapitel 17, „Innerer Flügelmuskel"

13.5 Schlussbemerkungen

Falls Sie Triggerpunkte im Schläfenmuskel als Ursache Ihrer Beschwerden vermuten, aber mithilfe der in diesem Kapitel dargestellten Selbsthilfetechniken keine Linderung Ihrer Symptome erreichen konnten, sollten Sie einen Zahnarzt oder einen anderen Spezialisten für CMD-Beschwerden konsultieren. Eine Aufbissschiene oder eine Okklusionsschiene mit flacher Okklusionsebene kann vielleicht helfen, aber noch einmal: Versuchen Sie zuerst, eventuell in diesem Bereich vorhandene Triggerpunkte zu deaktivieren, da sich durch eine solche Behandlung Ihr Biss verändern kann. Unter Umständen sollten Sie auch einen Zahnarzt oder Arzt konsultieren, um eine interne Fehlstellung des Kiefergelenks, eine Zahnerkrankung, rheumatische Polymyalgie (Vielmuskelschmerz), Riesenzellarteriitis (*Arteriitis temporalis*) und Temporaltendinitis (Sehnenentzündung im Bereich der Schläfenmuskulatur) auszuschließen.

14. Gesichts- und Kopfschwartenmuskulatur

Etliche Muskeln in Gesicht und Kopfschwarte können Kopf- und CMD-Schmerzen verursachen oder verstärken: der Augenringmuskel (M. orbicularis oculi), der große Jochbeinmuskel (*M. zygomaticus major*), der Hautmuskel des Halses (*Platysma*, gr.: „Platte"), der Backen- oder Trompetermuskel (*M. buccinator*), der Augenbrauenheber (*M. frontalis*) und der Okzipital- oder Hinterhauptmuskel (*M. occipitalis*). In diesen Muskeln können Triggerpunkte durch gewohnheitsmäßige Gesichtsausdrücke entstehen, durch jeden der CMD-Schmerzen verursachenden Faktoren sowie sämtliche systemischen chronifizierenden Faktoren. Oder es können Satelliten-Triggerpunkte entstehen, und zwar durch Symptome, die vom Trapezmuskel (*M. trapezius*) oder der Nackenmuskulatur ausgestrahlt werden.

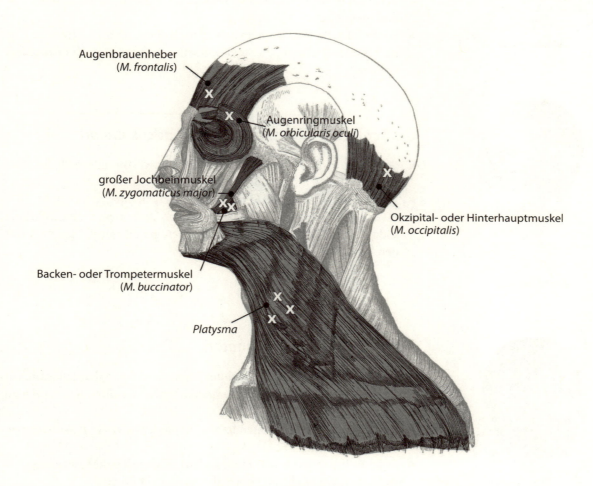

Abbildung 14.1

14.1. Häufige Symptome

Augenringmuskel (M. orbicularis oculi)

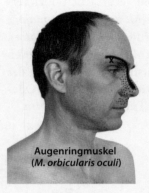

Augenringmuskel
(*M. orbicularis oculi*)

Abbildung 14.2

- Durch Ausstrahlung vom Augenringmuskel bildet sich ein Schmerzfeld, das von den Augenbrauen hinunter zur Nase reicht und sich in manchen Fällen von dort bis zur Oberlippe fortsetzt.
- Eventuell sind Sie nicht in der Lage, das Auge fest zu schließen, wodurch es zu trocken wird.
- Tränen fließen unter Umständen nicht richtig ab und können über das Unterlid laufen.
- Wenn Text mit starkem Schwarz-Weiß-Kontrast gelesen wird, zum Beispiel ein Buch, kann es so wirken, als würden die Buchstaben hin- und herspringen.
- Sie könnten Schwierigkeiten haben, nach oben zu sehen, ohne den Kopf nach hinten zu legen, da Sie das Oberlid nicht ganz nach oben ziehen können.

Großer Jochbeinmuskel (M. zygomaticus major)

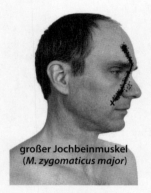

großer Jochbeinmuskel
(*M. zygomaticus major*)

Abbildung 14.3

- Der große Jochbeinmuskel strahlt Schmerzen von unterhalb der Wange in den Bereich neben der Nase und in die Stirn ab.
- Sie könnten Schwierigkeiten haben, zu lächeln oder zu lachen.
- Eventuell ist das Bewegungsausmaß des Unterkiefers eingeschränkt, sodass er um zehn bis 20 Millimeter weniger als normal geöffnet werden kann.

Backenmuskel (M. buccinator)

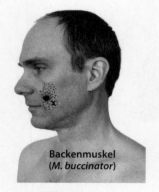

Backenmuskel
(*M. buccinator*)

Abbildung 14.4

- Vom Backenmuskel ausgestrahlter Schmerz ist sowohl oberflächlich als auch tief liegend unter dem Wangenknochen zu spüren und wird beim Kauen stärker.
- Sie könnten Schwierigkeiten haben, zu pfeifen oder ein Blasinstrument zu spielen.
- Es kann Ihnen so vorkommen, als hätten Sie Schluckbeschwerden, obwohl Sie tatsächlich ganz normal schlucken können.

Augenbrauenheber (M. frontalis)

- Vielleicht haben Sie Schmerzen über der Stirn, im Bereich des Triggerpunktes.
- Triggerpunkte in der mittleren Hälfte des Augenbrauenhebers können den Nerv unter dem Augenbrauenbogen einklemmen, wodurch Kopfschmerz hinter der Stirn entsteht.

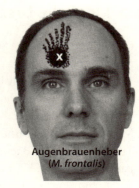

Abbildung 14.5

Okzipitalmuskel (M. occipitalis)

- Ausgestrahlter Schmerz kann zu einseitigem Kopfschmerz führen.
- Sie können Schmerzen zwischen dem oberen Ohransatz und der Oberseite des Kopfes haben.
- Sie können tief im Kopf Schmerzen haben sowie heftige Schmerzen hinter dem Auge, im Auge und im Augenlid.
- Sie können Schmerzen haben, wenn Sie mit dem Kopf auf einem Kissen liegen, weil dadurch Druck auf die Muskeln ausgeübt wird.

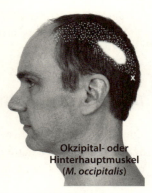

Abbildung 14.6

Platysma

- Die Platysma strahlt einen seltsamen Schmerz ab, der sich anfühlt wie zahlreiche Nadelstiche in die Wange und untere Gesichtspartie. Einer ihrer Triggerpunkte, der sich in der Nähe des Schlüsselbeins befindet, kann heißen, prickelnden Schmerz quer über die Vorderseite des Brustkorbs ausstrahlen.

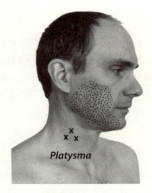

Abbildung 14.7

14.2 Mögliche Ursachen und chronifizierende Faktoren

- Gewohnheitsmäßiges Stirnrunzeln oder Blinzeln kann zur Entstehung von Triggerpunkten im Augenringmuskel führen.
- Triggerpunkte im mittigen Kopf (*Caput mediale*) des Kopfwenders (*M. sternocleidomastoideus*) können die Bildung von Satelliten-Triggerpunkten im Augenringmuskel verursachen.
- Triggerpunkte in der Kaumuskulatur, die so gravierend sind, dass sie die Fähigkeit einschränken, den Mund zu öffnen, können Triggerpunkte im großen Jochbeinmuskel aktivieren.
- Triggerpunkte im Backenmuskel können durch zahnärztliche Instrumente aktiviert werden, die nicht gut passen, etwa eine Knirscherschiene, die ersetzt werden sollte.
- Triggerpunkte im Augenbrauenheber sind häufig Satelliten-Triggerpunkte, die sich durch Ausstrahlung vom seitlichen Kopf (*Caput laterale*) des Kopfwenders entwickeln. Sie können auch entstehen, weil Sie häufig die Augenbrauen hochziehen oder die Stirn runzeln.
- Triggerpunkte im Okzipitalmuskel entstehen durch Blinzeln wegen nachlassender Sehstärke oder einem Glaukom (grüner Star). Sie können auch Satelliten-Triggerpunkte sein, die durch Schmerz, der aus der Nackenmuskulatur ausgestrahlt wird, entstanden sind.

14.3 Nützliche Hinweise

Von Triggerpunkten im Augenringmuskel, großen Jochbeinmuskel oder Backenmuskel ausgestrahlte Schmerzen werden häufig als Spannungskopfschmerz diagnostiziert. Sie können auch als kraniomandibuläre Dysfunktion (CMD) fehldiagnostiziert werden, die ausgeschlossen werden muss.

Auch von Triggerpunkten im Augenbrauenheber oder im Okzipitalmuskel ausgestrahlte Schmerzen werden häufig als Spannungskopfschmerz diagnostiziert. Stellen Sie sicher, dass Sie auch den Kopfwendermuskel, den hinteren Teil des zweibäuchigen Kiefermuskels (*M. digastricus*) und den Halbdornmuskel des Kopfes (*M. semispinalis capitis*, Teil der Nackenmuskulatur) absuchen, da Triggerpunkte in diesen Muskeln Triggerpunkte im Bereich der Stirn oder auf der Rückseite des Kopfes aktivieren können.

Triggerpunkte in der Platysma treten kaum auf, ohne dass nicht auch im Kopfwender (*M. sternocleidomastoideus*) oder im vorderen Rippenhalter (*M. scalenus anterior*) welche vorhanden wären, oder in der Kaumuskulatur (Kaumuskel [*M. masseter*], im zweibäuchigen Kiefermuskel [*M. digastricus*], inneren Flügelmuskel [*M. pterygoideus medialis*] oder im Schläfenmuskel [*M. temporalis*]). Daher sollten Sie auf jeden Fall auch diese Muskeln auf Triggerpunkte absuchen.

Vermeiden Sie es, einen Gesichtsausdruck – zum Beispiel Stirnrunzeln oder Heben der Augenbrauen – für längere Zeit zu halten. Wahrscheinlich ist es Ihnen nicht immer bewusst, wenn Sie einen solchen Gesichtsausdruck zeigen. Achten Sie daher darauf und entspannen Sie sich bewusst in solchen Situationen. Kopf- und Gesichtsmassagen können helfen, die Muskulatur zu entspannen und den Kreislauf zu beleben.

14.4 Selbsthilfetechniken

Anwendung von Druck

Druck auf den Augenringmuskel

Um den Augenringmuskel zu behandeln, drücken Sie mit der Spitze des Zeigefingers auf die Partie unter der Augenbraue, auf den Knochen über dem Auge (Abb. 14.8). Sie können den Muskel auch mit Daumen und Zeigefinger greifen und ihn kneifen und rollen (Abb. 14.9); kneifen Sie möglichst dicht am Knochen, um sicherzugehen, dass Sie nicht nur Haut, sondern auch den Muskel greifen.

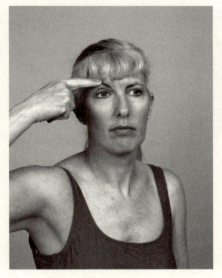

Abbildung 14.8

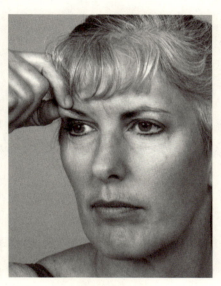

Abbildung 14.9

Druck auf Backenmuskel (*M. buccinator*) und großen Jochbeinmuskel (*M. zygomaticus major*)

Um den Backenmuskel und den großen Jochbeinmuskel zu behandeln, stecken Sie den Daumen der entgegengesetzten Hand in den Mund und legen Sie den Zeigefinger außen auf die Oberlippe (Abb. 14.10). Kneifen Sie den Bereich zwischen der Unterkante des Wangenknochens (Jochbeins) bis fast hinunter zur Unterseite des Kiefers (Abb. 14.11). Dabei können Sie die Wange nach außen ziehen und den Mund weit öffnen, während sich die Triggerpunkte lösen.

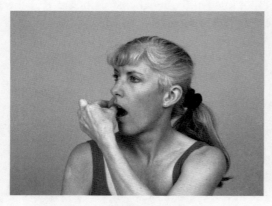
Abbildung 14.10

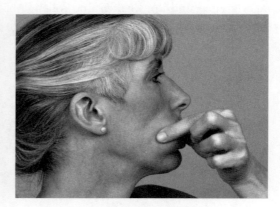
Abbildung 14.11

Druck auf den Augenbrauenheber (*M. frontalis*)

Drücken Sie mit den Fingern auf die Triggerpunkte im Augenbrauenheber auf der Stirn (Abb. 14.12).

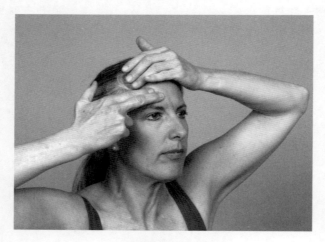
Abbildung 14.12

Druck auf den Okzipitalmuskel (*M. occipitalis*)

Suchen Sie mit den Fingern im Okzipitalmuskel auf dem Hinterkopf nach Triggerpunkten (Abb. 14.13). Sie können den Kopf dabei auch auf einen Tennisball legen. Legen Sie sich dafür auf den Rücken, platzieren Sie den Tennisball zwischen Kopf und Boden oder Matratze und lassen Sie den Kopf darauf ruhen.

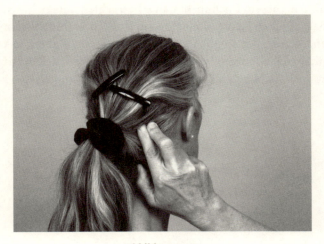

Abbildung 14.13

Platysma

Die Muskeln und anderen Strukturen auf der Vorderseite des Halses sind sehr empfindlich, sodass es wahrscheinlich am besten ist, wenn Sie die *Platysma* von einem ausgebildeten Therapeuten behandeln lassen. Triggerpunkte in der *Platysma* kommen nicht häufig vor.

Weitere Übungen

Zungenroller

Zungenroller fördern die Entspannung der Mundmuskulatur. Eine vollständige Anleitung für diese Übung finden Sie in Kapitel 5, „Körperhaltung und Bewegungsabläufe", Abschnitt „Über- oder Unterbeanspruchung von Muskeln".

Siehe auch

- Kapitel 10, „Trapezmuskel"
- Kapitel 11, „Nackenmuskulatur" (Halbdornmuskel des Nackens [*M. semispinalis cervicis*])
- Kapitel 12, „Kopfwendermuskel"
- Kapitel 13, „Schläfenmuskel"
- Kapitel 15, „Kaumuskel"
- Kapitel 16, „Äußerer Flügelmuskel"
- Kapitel 17, „Innerer Flügelmuskel"
- Kapitel 18, „Zweibäuchiger Kiefermuskel"

14.5 Schlussbemerkungen

Triggerpunkte in den Rippenhaltermuskeln (*Mm. scalenii*) können Triggerpunkte in den Gesichtsmuskeln aktiv halten. Daher sollte man die Möglichkeit in Betracht ziehen, dass sich in den Rippenhaltern Triggerpunkte befinden, die aufgelöst werden sollten. Da sie nicht direkt Kopf- oder CMD-Schmerzen verursachen, werden solche Triggerpunkte in diesem Buch nicht näher betrachtet; falls es Ihnen jedoch nicht gelingt, mithilfe der in diesem Buch dargestellten Selbsthilfetechniken Ihre Kopfschmerzen innerhalb von sechs bis acht Wochen zu lindern, sollten Sie auch die möglicherweise in den Rippenhaltermuskeln vorhandenen Triggerpunkte behandeln. Im Anhang „Ressourcen" sind Bücher und andere Quellen aufgeführt, die Ihnen bei der Behandlung der in diesem Buch nicht betrachteten Muskeln Hilfestellung leisten können.

15. Kaumuskel

Im Kaumuskel (*M. masseter*) – einem sehr kräftigen Muskel, der hauptsächlich zum Kauen eingesetzt wird – kommen sehr häufig Triggerpunkte vor. Wenn Sie häufig Kaugummi kauen oder mit den Zähnen knirschen, steigt die Wahrscheinlichkeit, dass sich Triggerpunkte bilden. Durch zahnärztliche Behandlungen kann sich der Biss verändern und auch dadurch können Triggerpunkte entstehen. Lange Behandlungen, zum Beispiel die Entfernung eines Weisheitszahns, sind besonders problematisch, da sie eine Überdehnung der beteiligten Muskeln erfordern, wodurch diese verletzt werden können und die Bildung von Triggerpunkten ausgelöst wird.

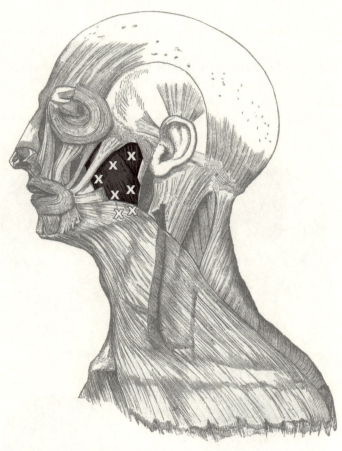

Abbildung 15.1

15.1 Häufige Symptome

- In Richtung Augenbrauen, Ohren, Kiefergelenk, Mund und Wangen ausgestrahlte Schmerzen.
- Die oberen und unteren Mahlzähne können empfindlich auf Druck oder Temperaturveränderungen reagieren.
- Sie können Schwierigkeiten haben, den Mund ganz zu öffnen. (Sie sollten in der Lage sein, die Knöchel von Zeige- und Mittelfinger ihrer nicht-dominanten Hand übereinander in den Mund zu stecken.)
- Der Unterkiefer kann beim Öffnen nach einer Seite abweichen.
- Es können auf einer Seite klingelnde oder andere Geräusche – häufig als niederfrequentes Dröhnen beschrieben – im Ohr auftreten. Falls sich solche Symptome auf beiden Seiten zeigen, treten Lautstärkeschwankungen meist nur auf einer Seite auf (im Gegensatz zu einem beidseitigen Tinnitus, der nicht durch Triggerpunkte verursacht wird, sondern zum Beispiel durch bestimmte Medikamente oder durch lärmbedingte Schädigungen).
- Sie können in den Nasennebenhöhlen einen Druck empfinden, der sich wie eine Nasennebenhöhlenentzündung anfühlt.
- Sie können unter dem Auge auf der betroffenen Seite eine Schwellung haben, die auf verminderte Durchblutung im Bereich rund um das Auge zurückzuführen ist.
- Es können Zuckungskrämpfe in der Augenlidmuskulatur auftreten.
- Der Kaumuskel kann eine Rolle bei der Entstehung von Spannungskopfschmerz spielen.

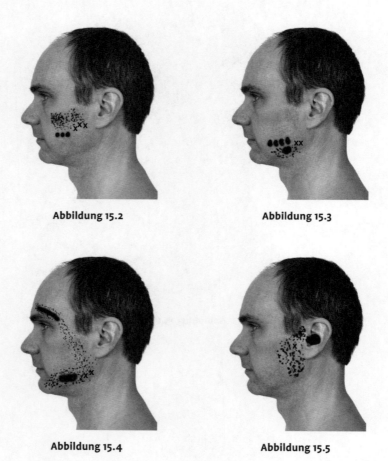

Abbildung 15.2

Abbildung 15.3

Abbildung 15.4

Abbildung 15.5

15.2 Mögliche Ursachen und chronifizierende Faktoren

Haltungsbedingte Faktoren

- vorgebeugte Haltung

Medizinische und strukturelle Faktoren

- Schilddrüsenunterfunktion
- Anämie
- Vitaminmangel (besonders der B-Vitamine)
- Störungen im Elektrolythaushalt (Natrium, Kalium, Calcium und Magnesium)
- alle Arten von chronischer Infektion, aber besonders im Mund oder im Bereich des Mundes
- Mundatmung
- Verletzung, zum Beispiel eine lang andauernde Muskelüberdehnung bei einer Zahnbehandlung
- direktes Trauma durch einen Unfall

Sonstiges

- Depressionen, extreme emotionale Anspannung oder sogar schon moderate emotionale Anspannung (die vielleicht häufigste Ursache)
- ein mit viel Stress verbundener Beruf, bei dem Sie Ihre Gefühle nicht frei äußern können (wenn Sie zum Beispiel Ärger bzw. Wut unterdrücken oder sich auf die Zunge beißen)
- Zähneknirschen (Bruxismus), was Sie vielleicht nur nachts und daher unbewusst machen
- Veränderungen im Biss, zurückzuführen auf Zahnbehandlungen, natürliche Veränderungen oder eine abgenutzte Zahnprothese
- Daumenlutschen nach Überschreiten des Säuglingsalters
- Kaugummikauen
- Einklemmen von Pfeife oder Zigarettenspitze zwischen den Zähnen
- ständiges Durchtrennen von Garn mit den Zähnen beim Nähen
- Knacken von Nüssen mit den Zähnen oder Kauen von Eiswürfeln
- Aktivierung von Triggerpunkten durch Ausstrahlung von Triggerpunkten im Kopfwendermuskel (*M. sternocleidomastoideus*) oder im oberen Trapezmuskel (*M. trapezius*)

15.3 Nützliche Hinweise

Im Abschnitt „Vorgebeugte Haltung" in Kapitel 5, „Körperhaltung und Bewegungsabläufe", finden Sie ausführliche Informationen über eine richtige Körperhaltung. Verzichten Sie darauf, Kaugummi zu kauen oder eine Pfeife beziehungsweise Zigarettenspitze zwischen die Zähne zu klemmen. Meiden Sie Lebensmittel, die langes Kauen oder das Knacken harter Gegenstände notwendig machen.

Da Veränderungen Ihres Bisses entweder Ursache oder Folge von Triggerpunkten sein können, sollten Sie zuerst Ihre Triggerpunkte finden und auflösen, bevor Sie bleibende Dentalkorrekturen in die Wege leiten. Eine Okklusions- oder Knirscherschiene kann helfen, Ihren Biss zu verändern, oder zumindest verhindern, dass Sie mit den Zähnen knirschen. Vielleicht kann Ihr Zahnarzt andere Lösungen für Ihre spezielle Situation anbieten. Achten Sie darauf, dass Sie sich an einen Zahnarzt wenden, der Erfahrungen mit Triggerpunkten und kraniomandibulärer Dysfunktion (CMD) hat und sich genug Zeit nimmt, um sicherzustellen, dass korrektive Hilfsmittel gut passen. Wenn solche Hilfsmittel nicht richtig angepasst sind, können sie Triggerpunkte verschlimmern und zusätzliche Gelenkprobleme verursachen. Falls Sie sich einer langwierigen Zahnbehandlung unterziehen müssen, fragen Sie Ihren Zahnarzt, ob er Ihrer Mundmuskulatur hin und wieder eine Pause gönnen kann oder ob Sie auf einen Beißkeil beißen können. Führen Sie vor und nach der Behandlung die geeigneten Selbstbehandlungen und Stretching-Übungen durch.

Schwierigkeiten beim Öffnen des Mundes können auf Triggerpunkte in anderen Muskeln zurückgehen. Wenn Sie im Kaumuskel oder den anderen Muskeln im Bereich des Mundes keine Triggerpunkte finden können oder wenn Sie sie behandelt haben, den Mund jedoch immer noch nicht ganz öffnen können, suchen Sie im Kopfwendermuskel (*M. sternocleidomastoideus*) und im Trapezmuskel (*M. trapezius*) nach Triggerpunkten.

Behandeln Sie die Ursache von eventueller Mundatmung. Körperliche Probleme wie Nasenpolypen oder eine Nasenscheidewandverkrümmung (Septumdeviation) können einen operativen Eingriff notwendig machen. Eine chronische Nasennebenhöhlenentzündung sowie Allergien können durch Akupunktur, Heilkräuter oder homöopathische Heilmittel behandelt werden. Es kann hilfreich sein, die Nasenwege mit einer warmen Salzlösung zu spülen; dafür können Sie eine Jala-Neti-Kanne, wie man sie in vielen Bioläden bekommen kann, verwenden. Je nach Ursache Ihres Problems kann ein Arzt, der Naturheilverfahren anbietet, mithilfe eines kleinen aufblasbaren Ballons die Nasenwege freimachen. Weitere Informationen zu diesem Thema finden Sie in Kapitel 7, „Weitere chronifizierende Faktoren", Abschnitt „Chronische Infektionen".

Chronische Infektionen aller Art müssen geheilt oder möglichst gut kontrolliert werden. Das Gleiche gilt für andere, medizinisch oder durch die Ernährung bedingte chronifizierende Faktoren. Lassen Sie von einem Arzt oder einem Fachmann für Naturheilverfahren feststellen, ob Sie von einer Schilddrüsenunterfunktion (Hypothyreose), einer Anämie, von Vitaminmangel oder Störungen im Elektrolythaushalt betroffen sind. Ein Mangel an Calcium, Magnesium, Kalium oder Natrium lässt sich leicht durch die Einnahme von Nahrungsergänzungsmitteln beheben, was normalerweise innerhalb von ein bis zwei Wochen eine Linderung der Symptome herbeiführt.

Wenn Sie aufgrund emotionaler Faktoren mit den Zähnen knirschen, sollten Sie einen Therapeuten konsultieren, Entspannungs- und Bewältigungstechniken erlernen und ansonsten versuchen, nach Möglichkeit Ihren Stress zu reduzieren.

15.4 Selbsthilfetechniken

Anwendung von Druck

Druck auf den Kaumuskel

Stecken Sie den Daumen der Hand, die der Seite, die Sie behandeln, gegenüberliegt, in den Mund, aber nicht in den Bereich des Zahnfleisches (Abb. 15.6). Sie können den Kiefer entspannen, sobald der Daumen an Ort und Stelle ist. Drücken Sie mit Zeige- und Mittelfinger außen auf die Wange (Abb. 15.7) und drücken Sie den Kaumuskel zwischen Fingern und Daumen zusammen. Arbeiten Sie sich so das ganze Stück von der Unterseite des Kiefers bis hinauf zum Wangenknochen (*M. zygomaticum*) vor und dann nach hinten in Richtung Ohr. Sehen Sie sich die anatomische Skizze am Anfang dieses Kapitels an, um zu sehen, wie Sie vorgehen müssen.

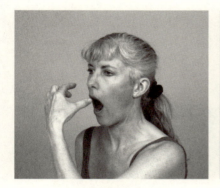
Abbildung 15.6

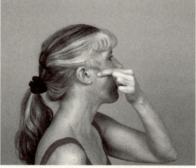
Abbildung 15.7

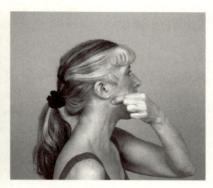
Abbildung 15.8

Stretching-Übungen

Stretching-Übungen für die Mundpartie

Wärmen Sie nach Möglichkeit Ihr Gesicht mit heißen, feuchten Handtüchern an. Legen Sie eine Hand auf die Stirn und ziehen Sie mit zwei Fingern der anderen Hand den Unterkiefer sanft nach vorne und unten (s. Abb. 15.9 u. 15.10). Zählen Sie bis acht und entspannen Sie dann. Wiederholen Sie diese Übung fünf- bis sechsmal.

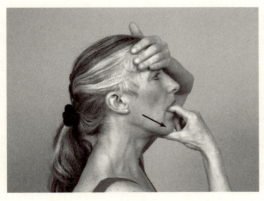
Abbildung 15.9

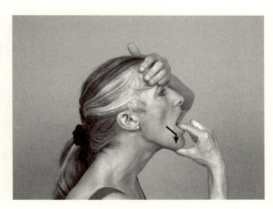
Abbildung 15.10

Weitere Übungen

Zungenroller

Zungenroller fördern die Entspannung der Mundmuskulatur. Eine vollständige Anleitung für diese Übung finden Sie in Kapitel 5, „Körperhaltung und Bewegungsabläufe", Abschnitt „Über- oder Unterbeanspruchung von Muskeln".

Gähnen

Ausgiebiges Gähnen ist eine gute Übung, um den Kaumuskel zu entspannen und zu stärken.

Siehe auch

- Kapitel 10, „Trapezmuskel"
- Kapitel 12, „Kopfwendermuskel"
- Kapitel 13, „Schläfenmuskel" (Satelliten-Triggerpunkte)
- Kapitel 14, „Gesichts- und Kopfschwartenmuskulatur" (Satelliten-Triggerpunkte)
- Kapitel 17, „Innerer Flügelmuskel" (Satelliten-Triggerpunkte)

15.5 Schlussbemerkungen

Falls Sie Triggerpunkte im Kaumuskel als Ursache Ihrer Beschwerden vermuten, aber mithilfe der in diesem Kapitel dargestellten Selbsthilfetechniken keine Linderung Ihrer Symptome erreichen konnten, sollten Sie einen Zahnarzt konsultieren, um Probleme mit Ihren Zähnen und den Kiefergelenkscheiben auszuschließen. Wenn Sie aufgrund von Krämpfen den Unterkiefer nicht öffnen können, sollten Sie einen Arzt zurate ziehen, um verschiedene Arten von Infektion und einen Tumor auszuschließen.

16. | Äußerer Flügelmuskel

Triggerpunkte im äußeren Flügelmuskel (*M. pterygoideus lateralis*) sind häufig die Ursache dafür, dass sich der Unterkiefer nicht richtig in seiner Bahn bewegt, was zu kraniomandibulärer Dysfunktion (CMD) führt. Bei der Behandlung eines solchen Problems behandelt ein Zahnarzt normalerweise das Kiefergelenk oder die Zähne. Wenn das Problem allerdings auf Triggerpunkte in der Muskulatur zurückzuführen ist, sind solche Bemühungen nicht Erfolg versprechend.

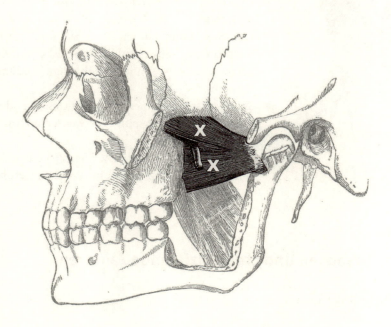

Abbildung 16.1

16.1 Häufige Symptome

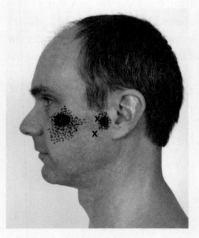

Abbildung 16.2

- Tief im Kiefergelenk (*A. temporomandibularis*) und im Wangenbereich tritt ausgestrahlter Schmerz auf.
- Kauen kann schmerzhaft sein.
- Das Bewegungsausmaß kann etwas eingeschränkt sein, was häufig gar nicht bemerkt wird.
- Der Unterkiefer kann beim Öffnen und Schließen des Mundes vor- und zurückschlenkern und knickt auf der Seite mit den Triggerpunkten für gewöhnlich ab.
- In einem oder beiden Ohren kann ein Tinnitus (Ohrenklingeln) auftreten.
- Die Nase kann laufen. Weil Sie womöglich den ausgestrahlten Schmerz als Nebenhöhlenschmerz beschreiben, könnte man irrigerweise eine Nasennebenhöhlenentzündung bei Ihnen diagnostizieren.
- Triggerpunkte können entweder Ursache oder Folge eines verfrühten Zahnkontaktes sein, etwa wenn ein Zahnpaar vor den anderen aufeinandertrifft.
- Wenn der Wangennerv (*N. buccalis*) eingeklemmt wird, kann ein seltsames Prickeln oder ein Taubheitsgefühl in der Wange auftreten.

16.2 Mögliche Ursachen und chronifizierende Faktoren

Haltungsbedingte Faktoren

- vorgebeugte Haltung

Medizinische und strukturelle Faktoren

- Degenerationsarthritis im Kiefergelenk (die nicht nur eine Ursache von Triggerpunkten ist, sondern selbst von Triggerpunkten im äußeren Flügelmuskel verursacht werden kann)
- ein Bein, das kürzer ist als das andere
- Sitzknochen, die nicht in einer Ebene liegen, weil eine Seite kleiner ist
- Mangel an B-Vitaminen, vor allem Folsäure

Aktivitäten

- Spielen eines Blasinstruments oder der Geige

Sonstiges

- emotionale Anspannung, Ängste oder Stress
- Triggerpunkte im Kopfwendermuskel (*M. sternocleidomastoideus*)
- Zähneknirschen
- Kaugummikauen oder übermäßiges Nägelkauen
- verfrühter Kontakt bestimmter Zahnpaare
- Daumenlutschen nach Überschreiten des Säuglingsalters

16.3 Nützliche Hinweise

Sehen Sie in einen Spiegel, führen Sie die Zungenspitze möglichst weit zurück gegen den Gaumen und öffnen Sie den Mund. Wenn sich die oben angeführten Symptome bei Ihnen zeigen und Ihr Unterkiefer sich in einer geraden Bahn öffnet, ist der äußere Flügelmuskel der Hauptschuldige. Wenn der Unterkiefer sich in einer Zickzackbahn bewegt, können auch andere Muskeln im Mund und im Bereich des Mundes beteiligt sein, oder Sie könnten ein Problem mit dem Kiefergelenk selbst haben, wobei der äußere Flügelmuskel beteiligt sein kann, aber nicht muss. Eventuell benötigen Sie eine Okklusionsschiene – lassen Sie sich darüber von Ihrem Zahnarzt beraten. Wenn das Kiefergelenk selbst nicht degeneriert ist, kann Akupunktur bei CMD-Problemen sehr erfolgreich sein. Selbst wenn Sie von Gelenkdegeneration oder Arthritis betroffen sind, kann Akupunktur gegen die Schmerzen helfen, aber das Kiefergelenk kann sie natürlich nicht wiederherstellen.

Im Abschnitt „Vorgebeugte Haltung" in Kapitel 5, „Körperhaltung und Bewegungsabläufe", finden Sie ausführliche Informationen über eine richtige Körperhaltung. Lassen Sie im Hinblick auf eine Beinlängen- oder Sitzknochenasymmetrie eine Diagnose stellen und lassen Sie sich kompensierende Stützen verschreiben, wenn das notwendig ist. Nehmen Sie ein gutes Nahrungsergänzungsmittel mit Vitaminen der B-Gruppe sowie Folsäure ein. Verzichten Sie darauf, Kaugummi zu kauen oder Lebensmittel zu essen, die eine zu zähe oder harte Konsistenz haben. Suchen Sie Ihren Kopfwendermuskel auf Triggerpunkte ab, denn diese könnten Satelliten-Triggerpunkte im äußeren Flügelmuskel verursachen. Wenn Sie aufgrund emotionaler Faktoren mit den Zähnen knirschen, sollten Sie einen Therapeuten konsultieren, Entspannungs- und Bewältigungstechniken erlernen und ansonsten versuchen, Ihren Stress zu reduzieren.

16.4 Selbsthilfetechniken

Anwendung von Druck

Druck auf den äußeren Flügelmuskel

Stecken Sie den Zeigefinger der Hand, die der Seite, die Sie behandeln, gegenüberliegt, zwischen Wange und obere Mahlzähne (Abb. 16.3–16.4). Gleiten Sie mit der Fingerspitze ganz nach hinten, hinter den letzten Zahn, und drücken Sie einwärts, Richtung Nase (Abb. 16.5). Sie werden auf diese Weise nicht den gesamten Muskel erreichen können, weswegen es Ihnen wahrscheinlich nicht gelingt, alle darin enthaltenen Triggerpunkte durch Selbstbehandlung zu beseitigen. Um das zu erreichen, werden Sie wahrscheinlich die Hilfe einer Person brauchen, die darin ausgebildet ist, genau in diesem Bereich Triggerpunkt-Injektionen zu setzen – alternativ kommt Akupunktur infrage.

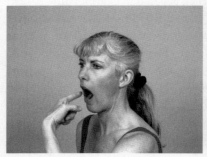
Abbildung 16.3

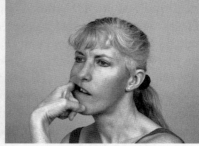
Abbildung 16.4

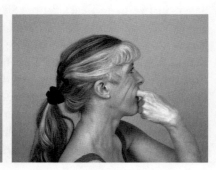
Abbildung 16.5

Stretching-Übungen

Stretching des äußeren Flügelmuskels

Nachdem Sie Ihre Wangen mit einer Wärmepackung behandelt haben, legen Sie sich hin und stützen Sie den Kopf auf eine feste Unterlage. Entspannen Sie den Unterkiefer, drücken Sie mit den Fingern das Kinn sanft nach hinten und schieben Sie sanft und langsam den Kieferknochen hin und her (Abb. 16.6–16.7).

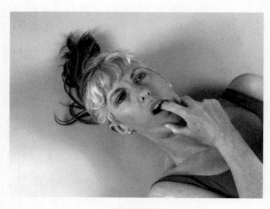
Abbildung 16.6

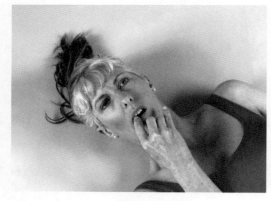
Abbildung 16.7

Als Nächstes vergrößern Sie Ihr Bewegungsausmaß, indem Sie den Kieferknochen ein paar Sekunden lang nach vorn strecken (weg vom Gesicht) und ihn dann so weit wie möglich nach hinten einziehen, ohne mit den Fingern nachzuhelfen (Abb. 16.8–16.9).

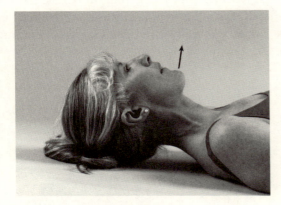
Abbildung 16.8

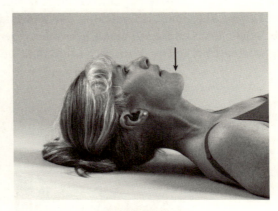
Abbildung 16.9

Zuletzt haken Sie den Zeigefinger hinter die untere Zahnreihe und legen den Daumen unters Kinn, dann ziehen Sie sanft nach vorne unten (Abb. 16.10–16.11).

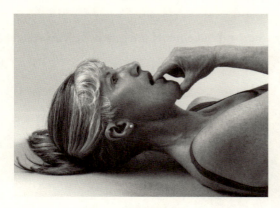
Abbildung 16.10

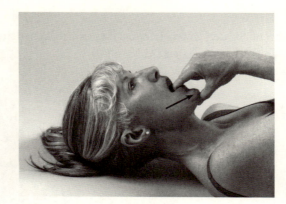
Abbildung 16.11

Weitere Übungen

Übungen für den äußeren Flügelmuskel

Sobald die Triggerpunkte im äußeren Flügelmuskel einige Wochen deaktiviert sind, führen Sie das oben beschriebene Flügelmuskel-Stretching mit Widerstand durch. Wenn Sie den Unterkiefer seitlich hin- und herbewegen, drücken Sie mit dem Kiefer sanft gegen die Finger, während Sie mit den Fingern in die entgegengesetzte Richtung Druck ausüben (Abb. 16.12–16.13).

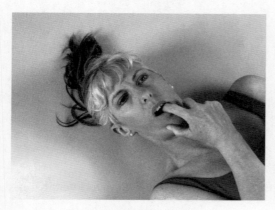
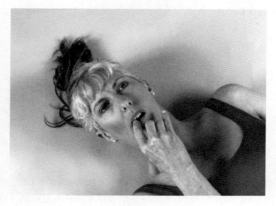

Abbildung 16.12   Abbildung 16.13

Während Sie den Unterkiefer nach vorn strecken, drücken Sie sanft mit einer Hand gegen die Kinnspitze, um Widerstand zu erzeugen (Abb. 16.14).

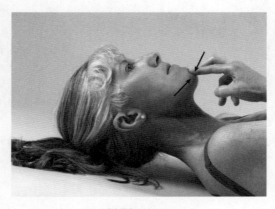

Abbildung 16.14

Zungenroller

Zungenroller fördern die Entspannung der Mundmuskulatur. Eine vollständige Anleitung für diese Übung finden Sie in Kapitel 5, „Körperhaltung und Bewegungsabläufe", Abschnitt „Über- oder Unterbeanspruchung von Muskeln".

Siehe auch

- Kapitel 12, „Kopfwendermuskel"
- Kapitel 15, „Kaumuskel"
- Kapitel 17, „Innerer Flügelmuskel"

16.5 Schlussbemerkungen

Der von Triggerpunkten im äußeren Flügelmuskel ausgestrahlte Schmerz kann mit dem Schmerz verwechselt werden, der vom Kiefergelenk ausgeht, aber er bringt nicht die stärker ausgeprägte, lokalisierte Empfindlichkeit einer Gelenkentzündung mit sich. Er unterscheidet sich auch von dem krampfartigen, elektrisierenden Schmerz, wie er bei einem Tic douloureux (oder Trigeminusneuralgie, einer bestimmten Art von Gesichtsschmerz) auftritt. Der ausgestrahlte Schmerz ist zumeist intensiver und kann durch Triggerpunkt-Behandlungen gelindert werden, was bei den vorgenannten Schmerzarten nicht möglich ist. Stellen Sie sicher, dass dieser Muskel zumindest einige Wochen lang behandelt wird, bevor Sie sich einer wie auch immer gearteten Zahnbehandlung unterziehen.

17. Innerer Flügelmuskel

Triggerpunkte im inneren Flügelmuskel (*M. pterygoideus medialis*) verursachen nur selten Kopfschmerzen. Wenn Sie allerdings in Verbindung mit Triggerpunkten in anderen Kaumuskeln und in der Nackenmuskulatur auftreten, können Sie CMD-Probleme – und dadurch indirekt auch Kopfschmerzen – verstärken. Der Muskel befindet sich hinter dem Kieferknochen, der in der anatomischen Zeichnung (Abb. 17.1) ausgeschnitten wurde, um den Blick auf den Muskel freizugeben.

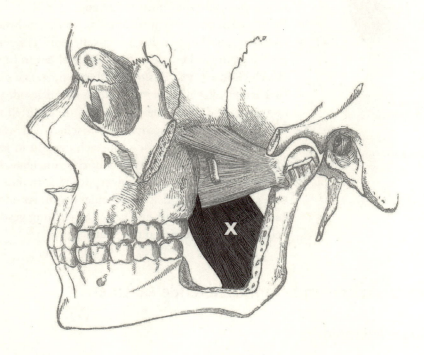

Abbildung 17.1

17.1 Häufige Symptome

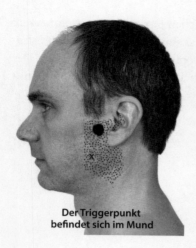

Der Triggerpunkt befindet sich im Mund

Abbildung 17.2

- Schmerz wird in den hinteren Bereich des Mundes, der Zunge und des Halses ausgestrahlt, unterhalb und rings ums Kiefergelenk und tief ins Ohr.
- Es können Schwierigkeiten oder Schmerzen beim Schlucken auftreten.
- Es kann sich so anfühlen, als habe man Halsschmerzen.
- Beim Öffnen des Unterkiefers können Schmerzen und gewisse Bewegungseinschränkungen auftreten.
- Beim Kauen oder Zusammenbeißen können Schmerzen auftreten.
- Gehörte Laute können dumpf wirken, wenn Triggerpunkte im inneren Flügelmuskel einen anderen Muskel daran hindern, die Eustachische Röhre (*Tuba Eustachii*, Ohrtrompete) zu öffnen.
- In den meisten Fällen werden Sie den Mund gerade weit genug öffnen können, um die Knöchel von Zeige- und Mittelfinger Ihrer nichtdominanten Hand übereinander zwischen die vorderen Zahnreihen zu stecken; normalerweise sollte sich der Mund jedoch weit genug öffnen lassen, um beinahe drei Knöchel hineinstecken zu können.
- Wenn nur auf einer Seite Triggerpunkte vorhanden sind, kann der Unterkiefer beim Öffnen des Mundes auf dieser oder der gegenüberliegenden Seite abweichen. Diese Abweichung geschieht hauptsächlich am Ende des Bewegungsablaufs.

17.2 Mögliche Ursachen und chronifizierende Faktoren

Haltungsbedingte Faktoren

- vorgebeugte Haltung

Sonstiges

- Triggerpunkte im inneren Flügelmuskel
- Knirschen oder Zusammenbeißen der Zähne
- Daumenlutschen nach Überschreiten des Säuglingsalters
- Kaugummikauen
- Fehlbiss (der nicht nur eine Ursache von Triggerpunkten sein kann, sondern auch selbst durch Triggerpunkte im inneren Flügelmuskel verursacht werden kann)
- Ängste, Depressionen oder emotionale Anspannung

17.3 Nützliche Hinweise

Versuchen Sie zuerst, Triggerpunkte in sämtlichen Mund- und Nackenmuskeln zu beseitigen. Wenn Sie Schluckbeschwerden haben, versuchen Sie, Triggerpunkte im Kopfwender (*M. sternocleidomastoideus*) und im zweibäuchigen Kiefermuskel (*M. digastricus*) zu finden. Falls Sie die Zähne zusammenbeißen, lassen Sie sich vom Zahnarzt eine Knirscherschiene anpassen. Wenn aufgrund Ihres Fehlbisses ein Frühkontakt zwischen zwei Zähnen auftritt, versuchen Sie es mit einer Okklusionsschiene. Bevor Sie sich jedoch ein zahnärztliches Hilfsmittel anpassen lassen, sollten Sie versuchen, eventuell in der Muskulatur im Mund und im Mundbereich vorhandene Triggerpunkte zu deaktivieren. Nachdem sie deaktiviert worden sind, kann sich Ihr Biss verändern. Außerdem sollten Sie sich von einem Chiropraktiker oder Osteopathen behandeln lassen, da Ihr Unterkiefer eventuell angepasst werden muss.

Besorgen Sie sich ein Kissen, das keinen Druck auf Ihren Unterkiefer erzeugt; normalerweise kann man ein solches Kissen vom Chiropraktiker bekommen.

Beheben Sie eventuell vorhandene, ernährungsbedingte Mangelerscheinungen (s. Kap. 6, „Ernährung"), die dazu führen können, dass Sie die Zähne zusammenbeißen oder knirschen. Erkennen und beheben Sie die Ursachen von Ängsten, Anspannung und Depressionen. Ziehen Sie eine Psychotherapie, Entspannungs- und Bewältigungstechniken sowie andere Ansätze zur Selbsthilfe in Betracht. Akupunktur kann hilfreich sein, da sie sich bei der Behandlung von CMD-Problemen und emotionaler Anspannung als sehr erfolgreich erwiesen hat.

Wenn diese Ratschläge und Triggerpunktbehandlungen nicht zum Erfolg führen, sollten Sie eventuell Ihren Biss durch einen Zahnarzt korrigieren lassen – allerdings sollte ein solcher Eingriff das letzte Mittel sein, da er unumkehrbar ist.

17.4 Selbsthilfetechniken

Anwendung von Druck

Druck auf den inneren Flügelmuskel (*M. pterygoideus medialis*)

Stecken Sie den Zeigefinger der Hand, die der Seite mit den Triggerpunkten im inneren Flügelmuskel gegenüberliegt, in den Mund, hinter die Zähne und ganz nach hinten bis hinter die oberen Mahlzähne, noch hinter dem Kiefergelenk. Streichen Sie über das weiche Gewebe hinter den Mahlzähnen nach unten, bis zur Mundunterseite (Abb. 17.3–17.4). Halten und drücken Sie jede Stelle, die empfindlich ist. Wenn dadurch ein Würgereflex ausgelöst wird, atmen Sie tief ein und halten Sie die Luft an, während Sie die Triggerpunkte behandeln.

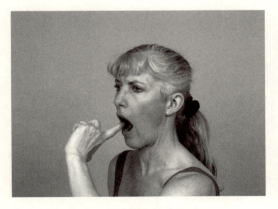

Abbildung 17.3

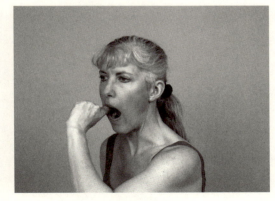

Abbildung 17.4

Stretching und weitere Übungen

Das Stretching und die weiteren Übungen für den inneren Flügelmuskel sind die gleichen wie für den äußeren Flügelmuskel (*M. pterygoideus lateralis*). Schauen Sie sich daher noch einmal Kapitel 16 an.

Siehe auch

- Kapitel 12, „Kopfwendermuskel"
- Kapitel 15, „Kaumuskel"
- Kapitel 16, „Äußerer Flügelmuskel"
- Kapitel 18, „Zweibäuchiger Kiefermuskel"

17.5 Schlussbemerkungen

Triggerpunkte im großen (*M. pectoralis major*) und im kleinen Brustmuskel (*M. pectoralis minor*) können Triggerpunkte im äußeren Flügelmuskel aktiv halten. Daher sollte man die Möglichkeit in Betracht ziehen, dass sich in diesen Muskeln Triggerpunkte befinden, die aufgelöst werden müssen. Da sie nicht direkt Kopf- oder CMD-Schmerzen verursachen, werden solche Triggerpunkte in diesem Buch nicht näher betrachtet; falls es Ihnen jedoch nicht gelingt, mithilfe der in diesem Buch dargestellten Selbsthilfetechniken Ihre Kopfschmerzen innerhalb von sechs bis acht Wochen zu lindern, sollten Sie auch die möglicherweise in den Brustmuskeln vorhandenen Triggerpunkte behandeln. Im Anhang „Ressourcen" sind Bücher und andere Quellen aufgeführt, die Ihnen bei der Behandlung der in diesem Buch nicht betrachteten Muskeln Hilfestellung leisten können.

18. Zweibäuchiger Kiefermuskel

Ähnlich wie beim äußeren Flügelmuskel (*M. pterygoideus lateralis*) ist es unwahrscheinlich, dass Triggerpunkte im zweibäuchigen Kiefermuskel (*M. digastricus*) allein Kopfschmerzen verursachen. Wenn Sie allerdings in Verbindung mit Triggerpunkten in anderen Muskeln im Mund oder im Bereich des Mundes auftreten, können sie zu CMD-Problemen – und somit indirekt zu Kopfschmerzen – beitragen.

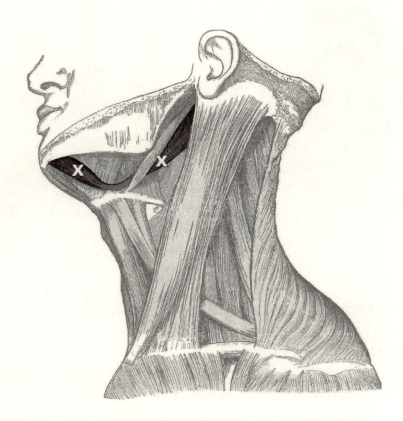

Abbildung 18.1

18.1 Häufige Symptome

- Der Teil des Muskels, der dem Ohr am nächsten liegt, strahlt Schmerz in den Bereich unterhalb des Ohrs und manchmal auf den Hinterkopf aus und macht diese Stellen empfindlich. Der Teil des Muskels, der unter dem Kinn liegt, strahlt dagegen Schmerzen in die vier unteren Vorderzähne aus und in den Bereich direkt unter ihnen.
- Es können Schluckbeschwerden auftreten oder das Gefühl, einen Kloß im Hals zu haben.

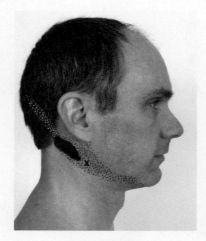

Abbildung 18.2

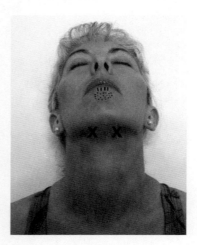

Abbildung 18.3

18.2 Mögliche Ursachen und chronifizierende Faktoren

Medizinische und strukturelle Faktoren

- Auf Behinderungen oder auf andere Probleme in den Nasenwegen zurückzuführende Mundatmung kann Triggerpunkte im zweibäuchigen Kiefermuskel verursachen.
- Etwas unterhalb des Ohrläppchens befindet sich eine kleine Knochenspitze (*Processus styloideus ossis temporalis*, Griffelfortsatz des Schläfenbeins), die verkalken und länger werden kann (Eagle-Syndrom). Ein Eagle-Syndrom kann auf der betroffenen Seite zu Schmerzen, Schwindelgefühl und Sehtrübungen führen – zumal wenn der Kopf so weit wie möglich zur betreffenden Seite gedreht ist. Der Knochenfortsatz kann Triggerpunkte im hinteren Bauch des Kiefermuskels und im inneren Flügelmuskel (*M. pterygoideus medialis*) verursachen. Die Schwindelgefühle und Sehtrübungen können durch Triggerpunkte verursacht werden, die sich im Kopfwendermuskel (*M. sternocleidomastoideus*) gebildet haben. Die Schmerzen und Schwindelgefühle können zum Teil auch durch Druck auf die Halsschlagader (*Arteria carotis cervicalis*) beim Drehen des Kopfes entstehen.

Sonstiges

- Zähneknirschen oder Vorstrecken des Kinns
- Triggerpunkte im Kaumuskel (*M. masseter*) oder im Kopfwendermuskel

18.3 Nützliche Hinweise

Da Schmerzen, die vom hinteren Bauch des Kiefermuskels ausgestrahlt werden, leicht verwechselt werden können mit ausgestrahltem Schmerz, der vom Kopfwender ausgeht, sollten Sie als Erstes Ihren Kopfwendermuskel auf Triggerpunkte absuchen. Erst wenn die Behandlung von Triggerpunkten im Kopfwender keine Wirkung zeigt, sollten Sie den zweibäuchigen Kiefermuskel auf Triggerpunkte prüfen und diese gegebenenfalls behandeln. Bearbeiten Sie auch den Kaumuskel und den Schläfenmuskel (*M. temporalis*), vor allem auf der *entgegengesetzten* Seite.

Verzichten Sie darauf, Kaugummi zu kauen oder Lebensmittel zu essen, die eine zu zähe oder harte Konsistenz haben. Falls Sie aufgrund emotionaler Faktoren mit den Zähnen knirschen, sollten Sie sich an einen Therapeuten wenden, Entspannungs- und Bewältigungstechniken üben und ansonsten versuchen, Ihren Stress zu reduzieren.

Behandeln Sie die Ursache von Mundatmung. Körperliche Probleme wie Nasenpolypen oder eine Septumdeviation (Nasenscheidewandverkrümmung) können einen operativen Eingriff notwendig machen. Eine chronische Nasennebenhöhlenentzündung und Allergien können durch Akupunktur, Heilkräuter oder homöopathische Heilmittel behandelt werden. Es kann hilfreich sein, die Nasenwege mit einer warmen Salzlösung zu spülen; dafür können Sie eine Jala-Neti-Kanne, wie man sie in vielen Bioläden bekommen kann, verwenden. Ein Arzt, der Naturheilverfahren anbietet, kann mithilfe eines kleinen aufblasbaren Ballons die Nasenwege frei machen. Weitere Informationen zu diesem Thema finden Sie in Kapitel 7, „Weitere chronifizierende Faktoren", Abschnitt „Chronische Infektionen".

Wenn diese Ratschläge nicht zum Erfolg führen, sollten Sie überlegen, Ihren Biss durch einen Zahnarzt korrigieren zu lassen – allerdings sollte ein solcher Eingriff das letzte Mittel sein, da er unumkehrbar ist. Falls Sie die oben beschriebenen Symptome eines Eagle-Syndroms haben, lassen Sie die Diagnose durch eine Röntgenaufnahme des Gehörs bestätigen und, falls notwendig, den Knochenfortsatz operativ entfernen.

18.4 Selbsthilfetechniken

Anwendung von Druck

Druck auf den zweibäuchigen Kiefermuskel

Haken Sie den Daumen unter die Kinnrundung und drücken Sie nach oben (Abb. 18.4; im Liegen bitte in Richtung Kopfoberseite drücken). Fangen Sie vorne an und arbeiten Sie sich Stück für Stück nach hinten vor, bis hinter die Krümmung des Kieferknochens unter dem Ohrläppchen.

Wenn Sie an der hinteren Krümmung des Kieferknochens angekommen sind, drücken Sie mit dem Daumen in Richtung Nase (Abb. 18.5). Es ist einfacher, diesen Abschnitt des Muskels zu bearbeiten, wenn Sie den Unterkiefer auf die Seite bewegen (Abb. 18.6), auf der Sie arbeiten. *Drücken Sie nicht zu tief in die Nackenmuskulatur*, vor allem im Bereich unter dem Ohrläppchen, weil Sie dadurch die kleine Knochenspitze abbrechen könnten.

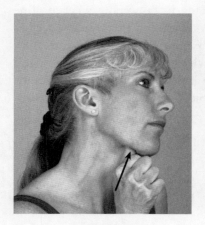

Abbildung 18.4

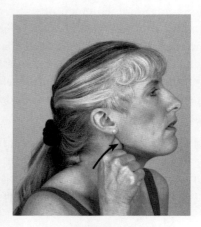

Abbildung 18.5

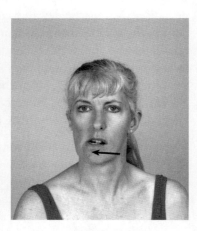

Abbildung 18.6

Stretching-Übungen

Stretching für den Bereich des Mundes

Eine ausführliche Anleitung für dieses Stretching finden Sie im Kapitel 15, „Kaumuskel".

Weitere Übungen

Übung für den zweibäuchigen Kiefermuskel

Sobald die Triggerpunkte im zweibäuchigen Kiefermuskel einige Wochen deaktiviert sind, können Sie folgende Übung durchführen: Legen Sie sich auf den Rücken und öffnen Sie den Mund etwas weniger als zur Hälfte. Während Sie den Unterkiefer langsam von einer Seite zur anderen hin- und herbewegen, üben Sie mit der Hand einen leichten Widerstand auf der Seite aus, in deren Richtung Sie den Kiefer bewegen (Abb. 18.7–18.8).

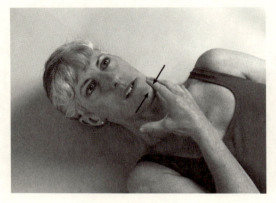 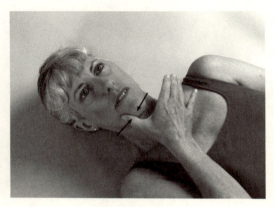

Abbildung 18.7 **Abbildung 18.8**

Zungenroller

Zungenroller fördern die Entspannung der Mundmuskulatur. Eine vollständige Anleitung für diese Übung finden Sie in Kapitel 5, „Körperhaltung und Bewegungsabläufe", Abschnitt „Über- oder Unterbeanspruchung von Muskeln".

Siehe auch

- Kapitel 12, „Kopfwendermuskel"
- Kapitel 13, „Schläfenmuskel"
- Kapitel 15, „Kaumuskel"

18.5 Schlussbemerkungen

Schluckbeschwerden, Schmerzen beim Sprechen, unerklärliche Halsschmerzen sowie Schmerzen in Kopf, Nacken, Hals, Zunge oder Mund können durch andere Muskeln, die tief auf der Vorderseite des Halses liegen, verursacht werden. Um herauszufinden, ob sich in diesen Muskeln Triggerpunkte befinden, sollten Sie sich an einen Therapeuten wenden, der in der Behandlung der vorderen Halsmuskulatur ausgebildet ist.

Anhang

Anhang

A | Ein Wort über Fibromyalgie

Breit gestreute Schmerzen werden zumeist als Fibromyalgie oder myofasziales Schmerzsyndrom (Schmerzen in einzelnen Muskeln oder Muskelgruppen in der Nackenmuskulatur, in der Schulter- und Beckengürtelmuskulatur oder in den Kaumuskeln, die spontan oder bei Druck auf einen Triggerpunkt auftreten). Wenn mir von Schmerzen und empfindlichen Stellen im ganzen Körper berichtet wird, frage ich mich, was physiologisch dahinterstecken mag – was kann sich auf den ganzen Körper auswirken? Anämie, Störungen des Hormonhaushalts (zum Beispiel in den Wechseljahren), ernährungsbedingte Mangelerscheinungen, Hypoglykämie (Unterzuckerung) und Allergien können mögliche Ursachen solcher weit ausgedehnten Beschwerden sein.

Was ist Fibromyalgie?

Die allopathische (westliche) Schule der Medizin definiert Fibromyalgie als eine chronische Störung, die sich durch breit gestreute Schmerzen in Muskulatur und Weichteilen, Überempfindlichkeit und Ermüdung manifestiert. Die Diagnose wird gestellt, indem man auf 18 Stellen Druck ausübt, um sie auf übermäßige Empfindlichkeit zu prüfen – wenn mindestens elf davon empfindlich sind und die Schmerzen seit mindestens drei Monaten vorkommen, wird eine positive Diagnose einer Fibromyalgie gestellt. Meist erschöpft sich die Therapie darin, dass ein Schmerzmittel verschrieben wird und die Patienten über verschiedene Möglichkeiten beraten werden, wie sie mit ihren chronischen Schmerzen umzugehen lernen.

Die meisten neueren Studien haben gezeigt, dass die Ursache solcher Schmerzen möglicherweise ein metabolisches (den Stoffwechsel betreffendes) oder neurochemisches (chemische Vorgänge in den Nervenzellen betreffendes) Problem ist, zum Beispiel ein zu niedriger Spiegel des Neurotransmitters (Botenstoffs) Serotonin (Simons, Travell & Simons, 1999). Ein solcher Mangel führt zu erhöhter Schmerzempfindlichkeit und einer höheren Konzentration von Substanz P (ein Neuropeptid, das bei der Regulierung der Schmerzschwelle eine Rolle spielt) in der Hirn-Rückenmark-Flüssigkeit (*Liquor cerebrospinalis*).

Obwohl die allopathische Medizin keine eindeutige Ursache für Fibromyalgie gefunden hat, würde ein Patient mit solchen Symptomen, dessen Haut sich außerdem schwammig anfühlt, aufgrund einer Untersuchung nach den Grundsätzen der traditionellen chinesischen Medizin mit „feuchter Hitze" oder „feuchter Kälte" in seinen Muskeln diagnostiziert werden. Obwohl es nicht für jede Krankheit eine Eins-zu-eins-Entsprechung zwischen einer allopathischen Diagnose und einem Befund nach der traditionellen chinesischen Medizin gibt, fühlt sich das Gewebe in Fällen, die ich als echte Fibromyalgie (im allopathischen Sinne) bezeichnen würde, etwas schwammig an. Feuchtigkeit verbindet sich leicht mit Hitze oder Kälte. Typischerweise verschlimmern sich die Symptome einer Fibromyalgie sowohl bei heißem als auch bei kaltem Wetter und auch durch die Anwendung von Wärme- und Kältepackungen. Unter Fibromyalgie leidende Menschen fühlen sich typischerweise in trockenerem Klima besser, da ein feuchtes Klima solche Beschwerden verschlimmern kann.

Eine feuchtigkeitserzeugende Ernährung kann Fibromyalgie verursachen oder chronifizieren. Kapitel 6, „Ernährung", enthält Listen mit Lebensmitteln, die man meiden bzw. bevorzugt zu sich nehmen sollte (s. Abschn. „Je nach Schmerztyp zu meidende Lebensmittel und Getränke"). Es zählt zu den Aufgaben des Verdauungssystems, Flüssigkeiten zu verarbeiten. Wenn diese Funktion beeinträchtigt ist, führt das dazu, dass sich Feuchtigkeit in verschiedenen Körperregionen ansammeln kann; bei manchen Menschen ist davon die Muskelschicht der Hohlorgane (*Tunica muscularis*) betroffen. Durch Akupunktur und feuchtigkeitsentziehende Kräuter und Speisen kann Fibromyalgie mit gutem Erfolg behandelt werden, solange der Therapeut die Behandlung nicht übertreibt. Massagen mit leichtem bis moderatem Druck können in vielen Fällen die akuten Schmerzen lindern, aber Sie können nicht die Ursachen einer Fibromyalgie beheben.

Falls Sie unter Fibromyalgie leiden, ist das Buch *Fibromyalgia and Chronic Myofascial Pain: A Survival Manual* (nicht auf Deutsch erhältlich) von Devin Starlanyl und Mary Ellen Copeland (2001) eine hervorragende Ressource. Es enthält eine eingehende Betrachtung der Physiologie dieses Leidens aus westlicher Sicht und erörtert die These von interstitiellen Ödemen, die meiner Überzeugung nach dem Konzept von „feuchter Wärme" oder „feuchter Kälte" in der Muskulatur entspricht, das die traditionelle chinesische Medizin lehrt. Mit dem Begriff „interstitielle Ödeme" wird ein Zustand beschrieben, bei dem sich überschüssige Interstitialflüssigkeit (Gewebsflüssigkeit) im Interstitium (Zwischengewebe) – dem „transzellulären Zwischenraum" oder „dritten Raum" – ansammelt. Das Interstitium befindet sich weder innerhalb noch außerhalb der Zellen, sodass es schwierig ist, sich seine Struktur vorzustellen, aber durch diesen Zwischenraum *hindurch* werden diverse Substanzen zwischen Blut und Lymphe ausgetauscht. Die Lymphe besteht aus Interstitialflüssigkeit und transportiert Stoffe in die Zellen, die sie brauchen, und befreit sie außerdem von überschüssiger Flüssigkeit und Abfallstoffen, die beim Stoffwechsel entstehen. Wenn das freie Fließen der Lymphe beeinträchtigt wird, zum Beispiel durch Bewegungsmangel, falsche Atmung, Verstopfung, verspannte Muskulatur oder eingeschränkte Bewegungsfreiheit, können überschüssige Flüssigkeit und Stoffwechselabfallstoffe im Interstitium eingeschlossen werden, was zum Anschwellen der betreffenden Gewebe führt (Starlanyl & Copeland, 2001). Die Autoren sind der Überzeugung, dass diese Gewebeschwellungen die Ursache der mit einer Fibromyalgie einhergehenden Schmerzen und Überempfindlichkeiten sind.

Fibromyalgie-Symptome im Vergleich zu Triggerpunkten

Neben empfindlichen Stellen haben die meisten Fibromyalgie-Patienten auch zumindest einige wenige Triggerpunkte, aber in den meisten Fällen viele davon – allerdings gibt es deutliche Unterschiede zwischen den für Fibromyalgie typischen empfindlichen Stellen einerseits und Triggerpunkten andererseits. Triggerpunkte schränken die Bewegungsfreiheit ein, während bei Fibromyalgie häufig ein zu großes Bewegungsausmaß zu beobachten ist. Bei Triggerpunkten ist normalerweise nur der Triggerpunkt selbst überempfindlich, während Fibromyalgie-Patienten oftmals am ganzen Körper mehr oder weniger starke Schmerzen haben. Etwa 75 Prozent der an Fibromyalgie erkrankten Menschen haben nicht nur empfindliche Stellen, sondern leiden darüber hinaus unter Ermüdung und fühlen sich nicht erholt und steif, wenn sie morgens aufwachen (Simons, Travell & Simons, 1999).

Trotz der unterschiedlichen Symptome kann es bei der Behandlung der bei Fibromyalgie auftretenden Schmerzen hilfreich sein, Triggerpunkte zu behandeln. Wahrscheinlich werden Sie nicht in der Lage sein, zwischen Triggerpunkten und empfindlichen Stellen zu unterscheiden, wenn Sie Druck ausüben; daher sollten Sie mithilfe der Schmerzfeld-Fotos und Symptom-Aufzählungen in den Muskel-Kapiteln (Kap. 10–18) herausfinden, wo sich ein Triggerpunkt wahrscheinlich befindet, und dann den Muskel behandeln, der dort ist.

Schlussbemerkungen

Wenn Sie von Fibromyalgie betroffen sind und Triggerpunkt-Injektionen bekommen, wird sich wegen der durch die Injektion verursachten Schmerzen nicht sofort Linderung einstellen; solche Schmerzen können zwischen neun und 20 Tagen anhalten (bei nicht unter Fibromyalgie leidenden Patienten dagegen typischerweise nur einen oder zwei Tage). Die Behandlung von Triggerpunkten durch einen professionellen Therapeuten in Verbindung mit den in diesem Buch beschriebenen Selbsthilfetechniken wird Ihnen helfen, die Schmerzen unter Kontrolle zu halten, die eine Fibromyalgie mit sich bringt. Allerdings sollten Sie auch die Krankheitsursachen und chronifizierenden Faktoren in Angriff nehmen, um bleibende Linderung zu erreichen: Eine dauerhafte Ernährungsumstellung ist dabei enorm hilfreich.

B | Einige Anregungen für Therapeuten, die Selbsthilfetechniken unterrichten

Sie sollten Ihre Patienten über Triggerpunkte und Schmerzausstrahlungsmuster informieren. Sagen Sie ihnen, warum Sie einen ganz anderen Bereich bearbeiten als den, in dem die Patienten nach eigenen Angaben Symptome verspüren. Wenn ein Patient eine Ganzkörpermassage erwartet, aber auch bestimmte Probleme behandelt haben möchte, erklären Sie ihm, dass neben den spezifischen Behandlungen nicht genug Zeit für eine Ganzkörpermassage bleibt. Wenn ein Patient in vielen Körperregionen Schmerzen hat, schlagen Sie ihm vor, bei jedem Besuch einige wenige Partien auszuwählen, die behandelt werden sollen.

Lassen Sie Ihre Patienten zu Beginn jeder Behandlung auf einem Körperdiagramm einzeichnen, wo sie Symptome haben und wie stark diese Beschwerden sind (in Kap. 9 finden Sie ein Blanko-Körperdiagramm, s. Abb. 9.2). Einige Patienten werden sich mit der Aussage „Es ist genauso wie beim letzten Mal" dagegen sträuben. Da es vielen nur allmählich besser geht, haben sie das Gefühl, dass ihre Symptome unverändert geblieben sind, obwohl tatsächlich der schmerzende Bereich kleiner geworden ist, die Schmerzen weniger stark sind oder seltener auftreten. Und falls sich die Symptome tatsächlich nicht verändert haben sollten, dann wissen Sie zumindest, dass Sie oder die Patienten bei den Selbstbehandlungen die Triggerpunkte verfehlt haben oder dass die chronifizierenden Faktoren in Angriff genommen werden müssen. Davon abgesehen kommt es vor, dass Patienten über ein neues Problem klagen, obwohl es sich dabei tatsächlich um ein altes handelt, das sie in der Zwischenzeit vergessen haben. In solchen Situationen ist es wichtig, datierte Aufzeichnungen zu haben.

Während Sie einen Patienten behandeln, befragen Sie ihn zu seinen Schmerzen, zum Beispiel: „Fühlt sich das vertraut an? So, wie es sich anfühlt, wenn Sie mit dem Ball darauf drücken?" „Ist diese Stelle weniger empfindlich als letztes Mal?" „Fühlen Sie sich besser, genauso gut oder schlechter als letztes Mal?" Manchmal markiert ein Patient beim Ausfüllen des Körperdiagramms den gleichen Bereich, mit der gleichen Schmerz-Intensität und -Häufigkeit, gibt aber dabei an, er würde sich viel besser fühlen – also können Sie sich nicht ausschließlich auf die Zahlenangaben verlassen. Unter Umständen sollten Sie Ihre Patienten darüber aufklären, warum Sie während der Behandlung solche Fragen stellen: nämlich um Feedback zu bekommen zu angeregten Ausstrahlungsmustern und Druck-Schmerz-Zusammenhängen, aber auch um Informationen über infrage kommende chronifizierende Faktoren und andere Hinweise zu sammeln, die eine der Voraussetzungen für die bestmögliche Behandlung sind.

Ich führe für jeden Patienten eine Muskel-Checkliste, die ich bei der Behandlung stets griffbereit halte, um die bearbeiteten Muskeln einzukringeln und kurze Notizen dazuzuschreiben. Ich sehe mir die in diesem Buch enthaltenen Fotos an, auf denen die typischen Triggerpunkt-Schmerzfelder markiert sind, und frage mich, welche Muskeln Triggerpunkte enthalten könnten, die die Schmerzen der betreffenden Person verursachen.

Wenn Sie über Triggerpunkt-Therapie gelesen haben oder dafür ausgebildet worden sind, wissen Sie, dass man die „lokale Zuckungsreaktion" (*twitch response*) und die „unwillkürliche Ausweichbewegung" (*jump sign*) als Diagnosekriterium auslösen kann. Das mag zwar wichtig sein für einen Arzt, der einen Patienten mit einer Injektionsnadel stechen muss, und zwar möglichst genau an einigen wenigen Stellen – doch für Sie als Massage- oder Physiotherapeuten spielen solche Anforderungen keine Rolle. Es ist sogar fraglich, ob das Ausbleiben solcher Reaktionen oder die Unfähigkeit des Therapeuten, sie auszulösen, ein Indiz dafür ist, dass keine Triggerpunkte vorhanden sind. Da das Hervorrufen einer *twitch response* oder eines *jump sign* erhebliche Schmerzen verursachen kann, ist zu befürchten, dass der Patient sich daraufhin verspannt und in Erwartung weiterer unerwarteter schmerzhafter Aktionen von Ihnen verspannt bleibt. Ein geschickter Therapeut findet Triggerpunkte auch ohne diese Diagnosekriterien – und zwar unter anderem, weil er einen Bereich massiert, der größer ist als eine Nadelspitze, und auch weil er die Möglichkeit hat, in einer Sitzung mehrere Triggerpunkte zu bearbeiten. Wenn Sie lernen, Triggerpunkte zu ertasten und die Patienten nach den relevanten Informationen zu fragen, können Sie Triggerpunkte finden, ohne den Patienten mehr Schmerzen zuzufügen, als sie entspannt ertragen können.

Fragen Sie Ihre Patienten, ob sie die in diesem Buch beschriebenen Selbsthilfetechniken erlernen möchten. Sollte dies der Fall sein, informieren Sie sie, dass Sie dafür am Ende jeder Behandlung fünf bis zehn Minuten reservieren müssen (und beim ersten Mal länger). Erklären Sie ihnen, dass sich der Gesundheitszustand von Betroffenen, die sich selbst behandeln, sehr viel schneller verbessert. Erläutern Sie zu Beginn der ersten Selbsthilfe-Sitzung kurz die allgemeinen Richtlinien für Selbsthilfetechniken (s. Kap. 8), geben Sie den Patienten einen gedruckten Leitfaden, der diese Grundlagen erklärt, und fordern Sie sie auf, sich diesen Leitfaden noch einmal durchzulesen, bevor sie sich zum ersten Mal selbst behandeln. Raten Sie ihnen, schon am nächsten Tag damit zu beginnen, weil dann die Handgriffe und Anweisungen noch frisch im Gedächtnis sind. Geben Sie Skizzen der Muskeln mit, die die Patienten behandeln wollen, und streichen Sie darin als Erinnerungshilfe die wichtigsten Informationen mit einem Marker an.

Führen Sie die Selbstbehandlungen, die Sie dem Patienten empfehlen, selber einmal vor und beobachten Sie dann, wie der Patient sie durchführt – dadurch kann er die notwendigen Handgriffe besser nachvollziehen. Außerdem wird es ihn ermutigen, tatsächlich Selbstbehandlungen durchzuführen, da er schon nach ein paar Minuten Üben erkennt, dass ihm die Selbstbehandlungen tatsächlich helfen – und daher wird er sich auf die Übungen freuen. Zeigen Sie ihm pro Sitzung nur zwei Selbstbehandlungstechniken, und zwar die wichtigsten zuerst, je nachdem welche Muskeln der Patient vorrangig behandeln sollte; wenn es mehr als zwei sind, könnte das Erinnerungsvermögen des Patienten überfordert werden. Die meisten Patienten werden mit größerer Wahrscheinlichkeit sofort mit der Selbstbehandlung anfangen, wenn Sie ihnen die dafür notwendige Ausrüstung mitgeben können. Halten Sie Tennisbälle, Golfbälle, Squashbälle und Baseballbälle, die Sie ihnen verkaufen können, in Ihrer Praxis vorrätig.

Bei späteren Behandlungsterminen sollten Sie in Erfahrung bringen, ob der Patient die Selbstbehandlungen durchführt – und gegebenenfalls wo und wie oft, wie viel Druck er dabei anwendet, ob dieser Druck sich zu stark oder zu schwach anfühlt, ob es irgendwelche Probleme gab und ähnliches mehr. Eventuell sollten Sie die Handgriffe erneut mit ihm üben. Insgesamt muss er sich viele Informationen merken und die entsprechenden Konzepte sind für die meisten Menschen neu. Wenn ein Patient Schwierigkeiten hat, die Stellen zu finden, die er bearbeiten soll, markieren Sie diese Stellen auf seiner Haut mit einem Permanent-Marker (der drei bis vier Tage hält) oder geben Sie ihm einen anderen Anhaltspunkt. Tasten Sie das Muskelgewebe ab, um festzustellen, ob sein Zustand besser wird. Wenn die Muskeln sich nicht weicher anfühlen, dann hat der Patient wahrscheinlich nicht die richtigen Stellen behandelt – auch wenn er meint, sie richtig lokalisiert zu haben. Gehen Sie die Übung noch einmal mit ihm durch oder denken Sie sich einen anderen Weg aus, wie er die betreffende Stelle finden kann, wenn das bisherige Vorgehen nicht funktioniert. Wenn er keine Selbstbehandlungen durchführt, sollten Sie den Grund dafür herausfinden. Häufig werden Selbstbehandlungen wieder eingestellt, weil sie zu schmerzhaft waren. Wiederholen Sie noch einmal, dass der Patient Möglichkeiten finden muss, die Selbstbehandlungen weniger schmerzhaft zu machen – zum Beispiel indem er Übungen, bei denen er gegen einen Ball drücken soll, auf dem Bett anfängt, auf einem Kissen oder einer zusammengelegten Decke. Wenn ein Patient partout keine Selbstbehandlungen machen will, sollten Sie ihn einfach behandeln, anstatt ihm Übungen beizubringen, die er ohnehin nicht machen wird. Wenn ein Patient fragt, was er tun kann, um den Heilungsprozess zu beschleunigen, sagen Sie ihm noch einmal, dass es am wirkungsvollsten ist, wenn er eventuell vorhandene chronifizierende Faktoren beseitigt und regelmäßig die empfohlenen Selbstbehandlungen durchführt.

Schlussbemerkungen

Vor allem seien Sie geduldig mit Ihren Patienten! Für die meisten von ihnen bringt es eine Menge an neuen Informationen mit sich, etwas über Triggerpunkte zu erfahren – insbesondere wenn sie keine anatomischen Vorkenntnisse haben. Manche Leute erwarten von Ihnen, dass Sie sie „reparieren", und werden nichts unternehmen, um sich selbst zu helfen. In solchen Fällen behandele ich die Betreffenden, so gut ich kann, gebe aber das Ziel auf, ihre Schmerzen so schnell zu lindern, wie es meiner Erfahrung nach möglich wäre. Aber wenn ich mit Patienten arbeite, die *bereit sind,* sich selbst zu helfen, ist das ausgesprochen lohnend.

Ressourcen

Balch, J. F. & P. A. Balch, *Prescription for Nutritional Healing: A Practical A-Z Reference to Drug-Free Remedies Using Vitamins, Minerals, Herbs and Food Supplements,* New York: Avery, 2000.

DeLaune, Valerie, *Pain Relief with Trigger Point Self-Help* (compact disc), Juneau, AK, 2004. Erhältlich über ↗ http://www.triggerpointrelief.com.

DeLaune, Valerie, Trigger Point Therapy for Headaches, Migraines, and TMJ Pains. Videos of Self-Treatment Techniques (compact disc). Juneau, AK, 2008. Erhältlich über ↗ http://www.triggerpointrelief.com.

Davies, Clair, *The Trigger Point Therapy Workbook,* 2nd ed., Oakland, CA: New Harbinger Publications, 2004. [Deutsche Ausgabe: Clair & Amber Davies, *Arbeitsbuch Triggerpunkt-Therapie,* Paderborn: Junfermann, 2008.]

Simons, D. G., J. G. Travell & L. S. Simons, *Myofascial Pain and Dysfunction: The Trigger Point Manual.* Vol. 1, *The Upper Extremities,* 2nd ed., Baltimore: Lippincott Williams & Wilkins, 1999. [Deutsche Ausgabe: David G. Simons, Janet G. Travell & Lois S. Simons, *Handbuch der Muskel-Triggerpunkte, Band 1: Obere Extremität, Kopf und Thorax,* 2. Aufl., München: Urban & Fischer, 2002.]

Starlanyl, D. & M. E. Copeland, *Fibromyalgia and Chronic Myofascial Pain: A Survival Manual,* 2nd ed., Oakland, CA: New Harbinger Publications, 2001.

Travell, J. G. & D. G. Simons, *Myofascial Pain and Dysfunction: The Trigger Point Manual.* Vol. 2, *The Lower Extremities.* Baltimore: Lippincott Williams & Wilkins, 1992. [Deutsche Ausgabe: David G. Simons, Janet G. Travell & Lois S. Simons, *Handbuch der Muskel-Triggerpunkte, Band 2: Untere Extremität,* 1. Aufl., München: Urban & Fischer, 2000.]

Websites

↗ **http://www. Triggerpointrelief.com.** Die Website der Autorin mit zusätzlichen Ressourcen, Artikeln und Links auf nützliche Sites.

↗ **http://www.dmkg.de.** Homepage der deutschen Migräne- und Kopfschmerzgesellschaft e.V. mit Sitz in München.

↗ **http://www.mgms-ev.de.** Medizinische Gesellschaft für Myofasziale Schmerzen e.V. (Deutschland).

↗ **http://www.imtt.ch.** Interessengemeinschaft für myofasziale Triggerpunkt-Therapie IMTT® (Schweiz).

The Pressure Positive Company. Diese Firma bietet Hilfsmittel für Druck-Selbstbehandlungen und Massagen an. Auf ihrer Website unterhält sie ein Informationszentrum mit Artikeln und Links auf andere nützliche Seiten im Internet. Telefon: 001-610-7546204, gebührenfrei innerhalb der USA: 800-6035107, Website: ↗ http://www.pressurepositive.com

New Harbinger Publications. Dieser Verlag bietet Bücher zu diversen Selbsthilfe-Themen an, die Sie vielleicht nützlich finden werden. Website: ↗ http://www.newharbinger.com

Superfeet. Diese Firma bietet nicht-korrektive Einlagen an; auf ihrer Website kann man Händler finden, die Superfeet-Einlagen individuell anpassen können. Website: www.superfeet.com. [Vertrieb im deutschsprachigen Raum: more-Hohensinn Gmbh – Sports Distributor, Telefon: 0043-62-4672150, Website: ↗ http://www.more-hohensinn.com]

Acupuncture Today. Dieses Akupunktur-Portal kann themenspezifisch durchsucht werden und eventuell können Sie hier herausfinden, ob sich Ihre Beschwerden durch Akupunktur behandeln lassen. Website: ↗ http://www.acupuncture-today.com

Massage Today. Dieses Massage-Portal kann themenspezifisch durchsucht werden und eventuell können Sie hier herausfinden, ob sich Ihre Beschwerden durch Massagetherapie behandeln lassen. Website: ↗ http://www.massagetoday.com

Literatur

American Medical Association, 1989. *The American Medical Association Encyclopedia of Medicine: An A-to-Z Reference Guide to Over 5,000 Medical Terms Including Symptoms, Diseases, Drugs and Treatments*. New York: Random House.

AUDETTE, J. F., F. WANG & H. SMITH, 2004. Bilateral activation of motor unit potentials with unilateral needle stimulation of active myofascial trigger points. *American Journal of Physical Medicine and Rehabilitation* 83(5): 368-74.

BALCH, J. F. & P. A. BALCH, 2000. *Prescription for Nutritional Healing: A Practical A-Z Reference to Drug-Free Remedies Using Vitamins, Minerals, Herbs and Food Supplements*. New York: Avery.

BENDTSEN, L. 2000. Central sensitization in tension-type headache – possible pathophysiological mechanisms. *Cephalalgia: An International Journal of Headache* 20(5): 486-508.

BORG-STEIN, J. & D. G. SIMONS, 2002. Myofascial pain. *Archives of Physical Medicine and Rehabilitation* 83 (Suppl 1): 40-47.

CALANDRE, E. P., J. HIDALGO, J. M. GARCIA-LEIVA & F. RICO-VILLADERMOROS, 2006. Trigger point evaluation in migraine patients: An indication of peripheral sensitization linked to migraine predisposition? *European Journal of Neurology* 13(3): 244-49.

Cleveland Clinic, 2007. Overview of headaches in adults. ↗ http://www.clevelandclinic.org/health/health-info/docs/2500/2556.asp?index=9639.

EDWARDS, J. & N. KNOWLES, 2003. Superficial dry needling and active stretching in the treatment of myofascial pain – a randomised controlled trial. *Acupuncture in Medicine* 21(3): 80-86.

GRAFF-RADFORD, S. B. & A. NEWMAN, 2004. Obstructive sleep apnea and cluster headaches. *Headache: The Journal of Head and Face Pain* 44(6): 607-10.

Healthcommunities.com, 2002. Headache: Overview, types, incidence and prevalence, causes. www.neurologychannel.com/headache.

JENSEN, R. & J. OLESEN, 1996. Initiating mechanisms of experimentally induced tension-type headache. *Cephalalgia: An International Journal of Headache* 16(3): 175-82.

KEMPER, J. T., JR. & J. P. OKESON, 1983. Craniomandibular disorders and headaches. *Journal of Prosthetic Dentistry* 49(5): 702-5.

MARCUS, D. A., L. SCHARFF, S. MERCER & D. C. TURK, 1999. Musculoskeletal abnormalities in chronic headache: A controlled comparison of headache diagnostic groups. *Headache: The Journal of Head and Face Pain* 39(1): 21-27.

OLESEN, J., 1991. Clinical and pathophysiological observations in migraine and tension-type headache explained by integration of vascular, supraspinal and myofascial inputs. *Pain* 46(2): 125-32.

PACKARD, R. C., 2002. The relationship of neck injury and post-traumatic headache. *Current Pain and Headache Reports* 6(4): 301-7.

SCHOENEN, J., J. JACQUY & M. LENAERTS, 1998. Effectiveness of high-dose riboflavin in migraine prophylaxis: A randomized controlled trial. *Neurology* 50(2): 466-70.

SIMONS, D. G., 2003. Enigmatic trigger points often cause enigmatic musculoskeletal pain. Presentation at the STAR Symposium, Columbus, Ohio, May 22. Available at ↗ http://ergonomics.osu.edu/pdfs/2003%20STAR%20Symposium/Simons%20Trigger.pdf.

—. 2004. Review of enigmatic MTrPs as a common cause of enigmatic musculoskeletal pain and dysfunction. *Journal of Electromyography and Kinesiology* 14(1): 95-107.

SIMONS, D. G., J. G. TRAVELL & L. S. SIMONS, 1999. *Myofascial Pain and Dysfunction: The Trigger Point Manual*. Vol. 1, *The Upper Extremities*. 2nd ed. Baltimore: Lippincott Williams & Wilkins. [Deutsche Ausgabe: David G. Simons, Janet G. Travell & Lois S. Simons, *Handbuch der Muskel-Triggerpunkte, Band 1: Obere Extremität, Kopf und Thorax*, 2. Aufl., München: Urban & Fischer, 2002.]

STARLANYL, D. & M. E. COPELAND, 2001. *Fibromyalgia and Chronic Myofascial Pain: A Survival Manual*. 2nd ed. Oakland, CA: New Harbinger Publications.

TRAVELL, J. G. & D. G. SIMONS, 1983. *Myofascial Pain and Dysfunction: The Trigger Point Manual*. Baltimore: Lippincott Williams & Wilkins. [Deutsche Ausgabe: Janet G. Travell & David G. Simons, Handbuch der Muskel-Triggerpunkte, Lübeck: Fischer, 1998.]

—. 1992. *Myofascial Pain and Dysfunction: The Trigger Point Manual*. Vol. 2, *The Lower Extremities*. Baltimore: Lippincott Williams & Wilkins.

TREASTER, D., W. S. MARRAS, D. BURR, J. E. SHEEDY & D. HART, 2006. Myofascial trigger point development from visual and postural stressors during computer work. *Journal of Electromyography and Kinesiology* 16(2): 115-24.

Über die Autorin

Valerie DeLaune, L. Ac., ist lizenzierte Akupunkteurin und staatlich geprüfte Physiotherapeutin mit dem Schwerpunkt neuromuskuläre Therapie. Sie erwarb einen Masterabschluss in Akupunktur beim Northwest Institute of Acupuncture and Oriental Medicine und einen *Bachelor of Science* an der Universität von Washington. Sie hat erfolgreich an weiterführenden Kursen des Heartwood Institute und der Brenneke School of Massage teilgenommen. Darüber hinaus hat sie etliche Bücher und Fachartikel über Triggerpunkte und Akupunktur veröffentlicht. Sie praktiziert zurzeit als Akupunkteurin in Juneau im US-Bundesstaat Alaska. Ihre Website finden Sie unter ↗ http://www.triggerpointrelief.com.

Sachwortverzeichnis

A

Acetylcholin	21, 22
Akupunktur	48, 66, 67, 68, 72
Alkohol	29, 60, 61, 67, 71
Allergien	155, 159
Lebensmittel-	62
Ängste	66
Atmen, richtiges	118
Augenbrauenheber	129, 132
Augenringmuskel	128, 131
Aura	29, 31
Ausstrahlungsmuster	18, 20

B

Backenmuskel	128, 132
Bandscheibenvorfall	48
Beinlängendifferenz	47
Bewegung	66
Bindegewebe	17
Blutzuckerspiegel	72
Botenstoffe	17
Brustmuskel	152
Stretching	99

C

Calcium	22, 57, 58, 60
Calciumpumpe	22

D

Depressionen	29, 34, 65, 66, 71, 105
Diabetes	71
Drogen	29

E

Eagle-Syndrom	154
Eisen	58, 59
Endplatte, motorische	21
Energy Crisis Component Theory	21
Entspannungstechniken	44
Ernährung	51
mangelhafte	30
ungesunde	60
vegetarische	53
Essstörung	53
Eustachische Röhre	150

F

Faktoren	
chronifizierende	17, 21, 24, 25, 26, 31, 51, 65, 73
emotionale	17, 21, 29, 65, 66, 138, 143
haltungsbedingte	93, 104, 113, 122, 137, 142, 150
medizinische	93, 104, 113, 115, 122, 137, 142, 154
Fallstudien	73, 74
Fibromyalgie	61, 159, 160, 161
Flügelmuskel, äußerer	141, 142, 152
Selbsthilfetechniken	144
Stretching	144
Symptome	142
Ursachen	142
Flügelmuskel, innerer	149, 150, 154
Selbsthilfetechniken	151
Stretching	152
Symptome	150
Ursachen	150
Folsäure	56, 57, 142

G

Gesichtsmuskulatur	127
Gesichts- und Kopfschwartenmuskulatur	
Selbsthilfetechnik	131
Symptome	128
Ursachen	130
Glaukom	130

H

Hartspannstränge	17
Herpes	69
Histamin	22
Hormonhaushalt	70
Hypoglykämie	71, 72, 159

I

Infektionen	
akute	68
chronische	68
Harnweg-	69

J

Jala-Neti-Kanne	68, 138, 155
Jochbeinmuskel, großer	128

K

Kalium	58
Kaumuskel	135, 139, 154, 155
Selbsthilfetechniken	139
Stretching	139
Symptome	136
Ursachen	137
Kiefergelenk	35, 142, 143, 147
Kiefermuskel	151
Kiefermuskel, zweibäuchiger	153, 156, 157
Selbsthilfetechniken	156
Stretching	156
Symptome	154
Ursachen	154

Kleidung, schlecht sitzende	41, 44, 104, 113, 122	Muskulatur, paraspinale	94
Knirscherschiene	36	Myofibrillen	17, 20
Knoten	17, 22		
Koffein	30, 60, 61, 67, 71	**N**	
Konditionierung	18, 77, 82, 87	Nackenmuskulatur	98, 101
Kopfschmerz	32	Selbsthilfetechniken	105
Auslöser	31	Stretching	107
chronischer	32	Symptome	102
Cluster-	31, 32	Ursachen	104
Sekundär-	27, 32	Nährstoffe	52, 53
Spannungs-	27, 28, 30, 33, 35	Nährstoffmangel	51
Symptome	31, 51	Nahrungsergänzungsmittel	51, 52
Ursachen	23, 27, 31	Nasennebenhöhlenentzündung	68, 136, 142, 155
Kopfschwartenmuskulatur	127	Nasenpolypen	155
Kopfwendermuskel	111, 114, 116, 119, 143, 151, 154, 155	Nasenscheidewandverkrümmung	155
		Nervenbahnung	20
Selbsthilfetechnik	116	Nervensystem, autonomes	22
Stretching	118	Nervensystem, zentrales	
Symptome	112	Sensibilisierung	20, 21, 24
Ursachen	113	Veränderung	21
Körperasymmetrie	115	Neurotransmitter	21, 22, 66
Körperdiagramm	85, 89		
Körperhaltung	36, 41, 45	**O**	
Kraniomandibuläre Dysfunktion (CMD)	26, 27, 32, 35, 130, 138, 141	Obergrätenmuskel	97
		Ödeme, interstitielle	160
		Okzipitalmuskel	129, 133
Selbsthilfe	36	Operationen	48
Symptome	35	Organstörungen und -erkrankungen	65, 66, 70
Ursachen	35	Osteophyten	48
L		**P**	
Labortests	72	Parasitenbefall	69
Lendenwirbelstütze	42, 45	Platysma	129, 133
		Polymyalgie, rheumatische	126
M		Psychotherapie	65
Magnesium	58		
Malokklusion	35	**Q**	
Marihuana	60	Qi-Stagnation	61, 62
Medikamente	34, 65	Querfriktionsmassage	48
Medizin, traditionelle chinesische	66, 159		
Migräne	27, 28, 30, 33, 35	**R**	
-arten	31	Rebound-Effekte	34
Auslöser	29	Retikulum, sarkoplasmatisches	21, 60
einseitige	33	Riesenzellarteriitis	126
kopfschmerzfreie	31	Rückenwirbelfehlstellung	48
Symptome	28, 30		
Ursachen	23, 29	**S**	
Mineralstoffe	57	Sarkomere	17
Möbel, unvorteilhaft konstruierte	41, 42, 93, 104, 113, 122	Schilddrüse	
		Erkrankungen der	70
Muskel		Hormonpräparate	70, 71
-faser	22	Unterfunktion	70
-fasern	17	Schlafapnoe	31
-relaxanzien	24	Schläfenmuskel	121, 124, 155
-schwäche und -ermüdung	18	Selbsthilfetechniken	124
Überempfindlichkeit	17	Stretching	125
-zellen	17	Symptome	122
Muskelkater	81	Ursachen	122

Schlaflosigkeit	17, 65
Schlafstörungen	21, 27, 29, 31, 65, 67
Schleudertrauma	32, 36
Schmerzausstrahlung, umgekehrte	86
Schmerzdiagramm	90
Schmerzen	
ausgestrahlte	17, 18
chronische	17, 23, 28, 48
Schmerzfelder	18
Schmerzsyndrom, myofasziales	159
Selbstbehandlung	23, 24, 25, 82
allgemeine Richtlinien	79
Häufigkeit	81
Selbsthilfetechniken	79
Sensibilisierung	21, 28
Serotonin	22
Skelettasymmetrien	41, 47
Spinalstenose	48
Stress	67
Stressfaktoren, visuelle	41, 46
Stretching	24, 82, 87
Subokzipitalmuskeln	104
Substanz P	22
Synapsen	21

T

Tabak	60
Tinnitus	142
Trapezmuskel	91
Selbsthilfetechniken	94
Stretching	98
Symptome	91
Ursachen	93
Trapezmuskel-Kneifgriff	97
Triggerpunkte	17, 18
aktive	19, 33, 36
Behandlung	23, 79
Entstehung	21
Lage	19, 80
latente	19, 21, 35
Muskelansatz-	19
primärer oder Schlüssel-	19
sekundärer oder Satelliten-	19
Symptome	18, 22
zentral-myofasziale	19

U

Übungen, körperliche	83

V

Verdauung	52, 53
Verletzungen	47
Vitamine	54
Vitamin B_1	55
Vitamin B_2	55
Vitamin B_6	55, 56
Vitamin B_{12}	56
Vitamin C	54

W

Wasser	30, 51, 59, 67

Z

Zahnprobleme	69
Zungenroller	126, 133, 140, 146, 157

Muskelverzeichnis

M. buccinator	127, 128, 130, 132
M. digastricus	88, 151, 153
M. frontalis	81, 127, 129, 130, 132
M. infraspinatus	88, 100
M. levator scapulae	88, 100
M. masseter	86, 88, 135, 139, 140
Mm. multifidi cervicis	88, 101, 103
Mm. suboccipitales	33, 101, 104
M. occipitalis	88, 127, 129, 130, 133
M. orbicularis oculi	127, 128, 131
M. pectoralis	99
M. pectoralis major	93, 100, 104
M. pectoralis minor	100
M. piriformis	18
M. pterygoideus lateralis	88, 141, 142, 143, 144
M. pterygoideus medialis	88, 149, 150
M. rhomboidei	100
M. scalenus anterior	32
M. semispinalis capitis	88, 101, 103, 104
M. semispinalis cervicis	101, 103
M. serratus posterior superior	92, 100
M. splenius capitis	88, 101, 102
M. splenius cervicis	88, 101, 102
M. sternocleidomastoideus	19, 30, 32, 69, 72, 74, 81, 88, 111, 114, 116, 119, 123, 130, 151
M. supraspinatus	97, 100
M. temporalis	30, 88, 121, 124
M. trapezius	18, 41, 74, 83, 86, 88, 91, 94, 100, 123, 127
M. zygomaticus major	127, 128, 130, 132
Platysma	127, 133